禁酒を頑張らなくても

肝機能がみるみる強まる食べ方飲み方大全

文響社

はじめに

みなさんは、ふだんの生活の中で、肝臓のことをどのくらい意識したことがあるでしょうか。おそらく、健康診断で肝機能の検査値を見たときくらいではないでしょうか。

肝臓は人体で最大の臓器でありながら「沈黙の臓器」といわれるほど我慢強い臓器です。そのため、多少異常があっても自覚症状がほとんどなく、検査値が悪くても放置してしまい重大な病気に進行する人が少なくありません。そうなる前に、肝臓の異変に気づいてほしいのです。

肝臓の病気で、最近、特に注目されているのが、肝臓に脂肪がたまる「脂肪肝」です。なんと日本人の3人に1人は「脂肪肝」という報告もあり、今や隠れた国民病といわれています。脂肪肝は肝硬変や肝臓がんに進行する疾患ですが、早期に食事や生活習慣を見直せば驚くほどの改善が期待できます。脂肪肝の段階で肝臓の悲鳴に気づいて対処すれば、もとの元気な肝臓に戻せるのです。

本書の目的は禁酒ではありません。肝機能の改善を目指すことを最大のテーマの一つとしています。ですから、「肝機能の検査値をよくしたい」「脂肪肝を治したい」「肝硬変や肝臓がんになりたくない」と思いながらも、「お酒をいきなりやめるのはつらい」と悩んでいる人にこそ、ぜひ読んでほしい一冊です。

肝臓に負担をかけないお酒の飲み方や無理のない節酒法をはじめ、脂肪肝や肝硬変を防ぐ飲み方・食べ方のコツ、肝炎を防ぐ運動法、肝臓をいたわるセルフケアなど、実際に肝機能が向上した確かなメソッドを数多く紹介したので、禁酒のストレスなく肝臓をいたわりたい人は、今すぐにこれらのメソッドを実践することをおすすめします。

大好きなお酒をやめることなく、100歳まで病気にならず元気な肝臓でいるために、本書がお役に立てば何よりです。

慶應義塾大学名誉教授
エムオーエー高輪クリニック院長
加藤眞三

目次

第3章 γ-GTP？ AST？ ALT？ どれくらい高いと危ないの？ あなたの肝臓のSOSを読み取る「肝機能の検査値まるわかりガイド」……41

武蔵野赤十字病院院長 泉 並木

第4章 肝臓の名医が伝授！100歳まで病気にならず元気な肝臓でいられるお酒の飲み方

第5章 肝臓の脂肪がみるみる落ち脂肪肝も肝炎も防ぐ食べ方・飲み方・おつまみの選び方

第6章

肝硬変になりかけの肝臓が正常に戻る肝炎体操や脂肪肝を改善する腸活など肝臓専門医が教える本当に肝臓にいい生活習慣

久留米大学医学部消化器内科教授
川口　巧ほか

第1章

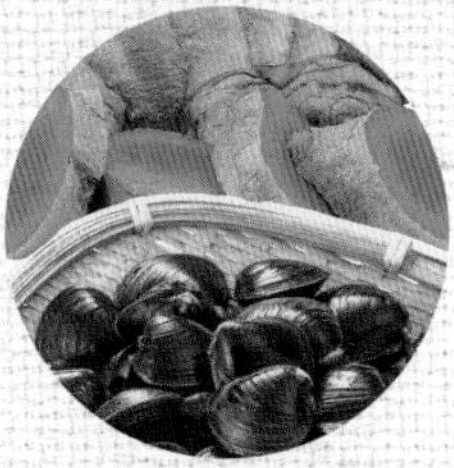

これぞ肝臓の最新知識！「ウコンもシジミもとりすぎはダメ」「飲みすぎにビタミンCは根拠なし」など最新科学でひも解くお酒の常識ウソ・ホント

加藤眞三
慶應義塾大学名誉教授
エムオーエー高輪クリニック院長

「赤ワインのレスベラトロールが心臓死を減らす」は迷信で健康効果よりも過剰飲酒による害のほうが大きい

近年、日本人の多くが「赤ワインは健康にいい」というイージを持っています。赤ワインにはポリフェノール（植物に含まれる色素成分）の一種である**「レスベラトロール」**が豊富に含まれており、これが心臓病の予防にいいといわれているのです。実際に、ラット（実験用のネズミ）の試験でレスベラトロールによる**延命効果**が認められています。もともと、赤ワインをよく飲むフランス人には心臓死が少ないことから、日本でも赤ワインがいいといわれていたのです。

しかし、**ラットの試験で確認されたレスベラトロールの延命効果を人間が得るためには、赤ワインを大量に飲む必要があります**。これは現実的に可能な話ではありません。つまり、ラットの実験結果がそのまま人間に当てはまるわけではないのです。米国医師会の雑誌にも、レスベラトロールは心臓病とは関連がないと報告されています（※）。

※ JAMA Intern Med 2014 Jul;174(7):1077-84

飲酒と死亡率の相関関係（男性の場合）

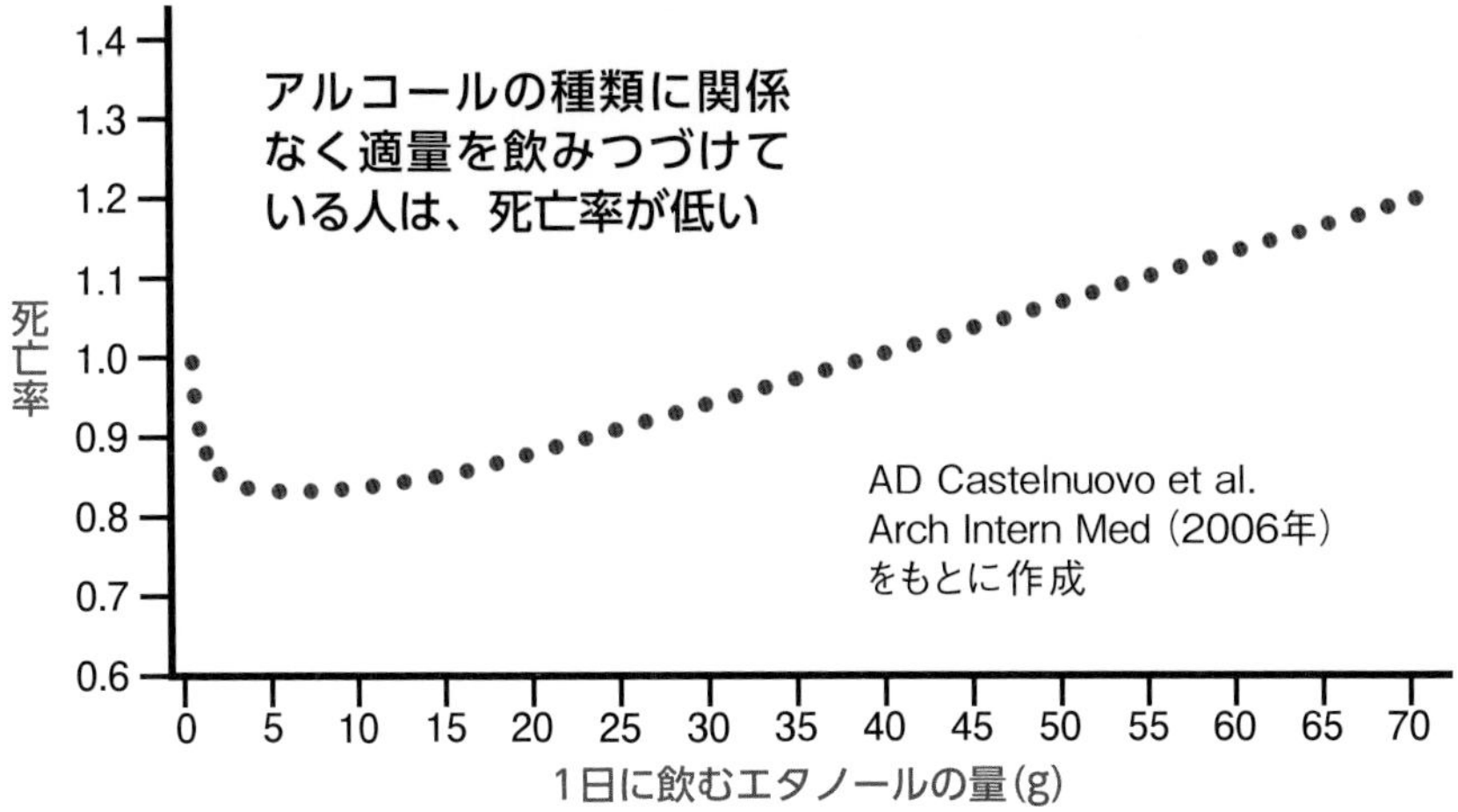

AD Castelnuovo et al.
Arch Intern Med（2006年）
をもとに作成

そもそも赤ワインに限らずビール、ウイスキー、ウォッカなどアルコール飲料には動脈硬化（血管の老化）を抑制する働きがあります。上のグラフは、飲酒量（純アルコール量）と死亡率の相関関係を示しています。全く飲酒をしない人よりも、お酒を適量飲みつづけている人のほうが、むしろ死亡率は低いのです。これを曲線の形から**「Jカーブ効果」**と呼びます。

もちろん、適量を超えた飲酒が体に害を及ぼすことはいうまでもありません。フランスでは心臓死が少ない反面、**アルコール性肝硬変**や**アルコール性すい炎**が多い傾向があります。これは、アルコール度数が10〜15%もある赤ワインを常飲する文化に原因の一端があると、私は考えます。赤ワインの過剰飲酒は、肝臓をはじめとする内臓の健康を蝕むことがあるので注意が必要です。

「肝臓にいい」といわれるウコンもシジミもとりすぎは禁物で鉄の過剰摂取を招き肝硬変や肝臓がんのリスクが高まる

ウコンとシジミは、肝臓の健康にいい食品といわれています。実際、ウコンにはアセトアルデヒド（アルコールの代謝産物）の分解を促す**クルクミン**（ポリフェノールの一種）、シジミには肝臓で毒素を分解する**オルニチン**（アミノ酸の一種）などが含まれています。

しかし、**ウコンとシジミには、どちらも鉄が多く含まれています**。鉄をとりすぎた状態でお酒を飲むと鉄イオンによる酸化ストレスで**アルコール性肝障害**が増悪し、**肝硬変**、**肝臓がん**の危険が高くなります。ウコンやシジミをとるのは、適量にとどめましょう。

鉄が多いウコンとシジミ

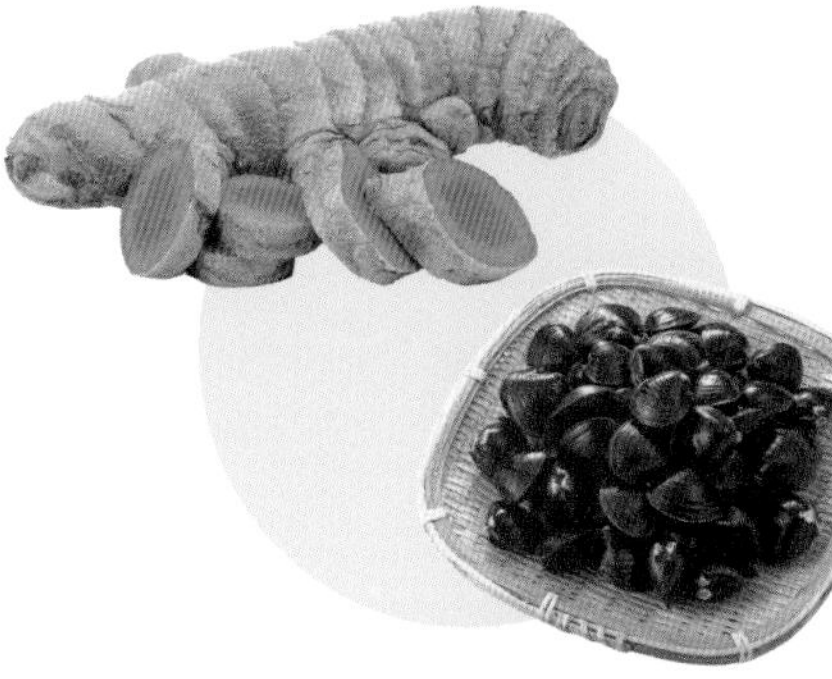

ウコン、シジミは、鉄が多く含まれる食品。鉄を過剰摂取した状態で飲酒するとアルコール性肝障害のリスクが高まる。

「飲酒前に牛乳を飲むと胃に膜ができて酔いにくい」も都市伝説で、牛乳でも食事でもアルコールの吸収に差はない

牛乳を飲むと胃が乳成分でコーティングされ、アルコールが吸収されにくくなるといわれることがありますが、これに科学的根拠はありません。仮に、胃に乳成分の膜ができたとしても、**アルコール（エタノール）の分子量は約46g／molと小さいので、遮られることなく胃にたやすく吸収されます。**

ただし、牛乳を飲むと、体内のアルコール脱水素酵素がエタノールをアセトアルデヒドに変えるのに必要となる「NAD」という補酵素が増え、アルコールが消えやすくなります。ちなみにNADは、ほかの飲食物をとったときにも増えるので牛乳に特有というわけではありません。

飲食でNADが増加

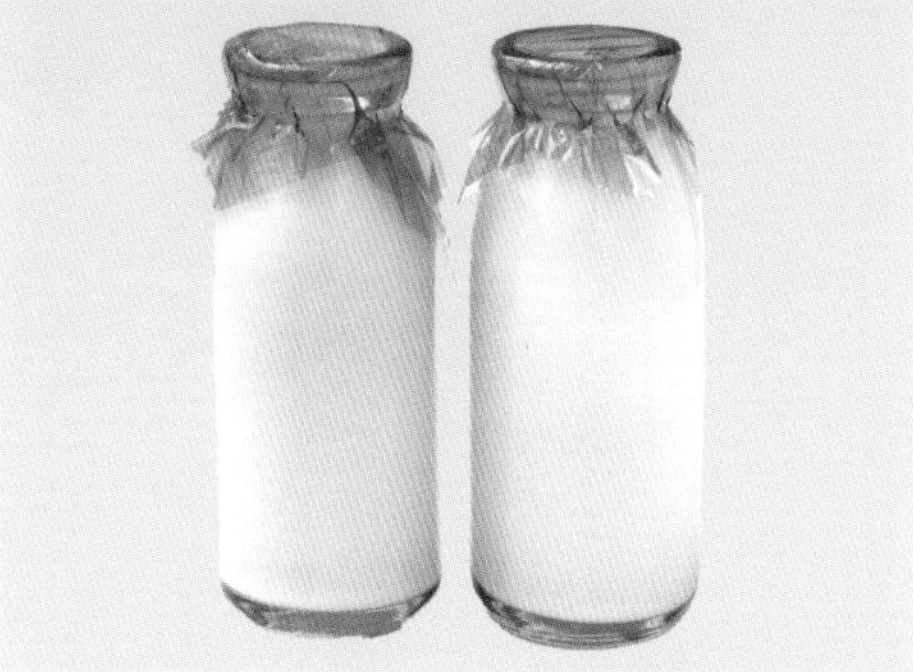

牛乳を飲むとNADという補酵素が増え、アルコールが消えやすくなる。ただし、ほかの飲食物でも同様の効果が得られる。

「飲みすぎたらビタミンCや柑橘類をとれ」も根拠がなく、とるならアルコール分解で大量消費されるビタミンB群

二日酔いになったときは、ビタミンCが多く含まれる柑橘《かんきつ》類の果物をとると症状が和らぐといわれます。しかし、二日酔いの症状の対処法について信頼できる研究は非常に少なく、ビタミンCが本当に有効かどうかはわかりません。

唯一、アルコール分解を促すと断言できるのは**ビタミンB群**です。とりわけ、**ビタミンB_1**は、長期の多量飲酒によって発症するウェルニッケ脳症（意識障害や眼球運動障害、ふらつきなどが現れる病気）の改善に効果を発揮します。ビタミンB_1が多く含まれている食品は、豚肉、ナッツ類、大豆、ホウレンソウなどです。お酒のおつまみには、そうした食品をとるといいでしょう。

また、ビタミンB群の一種である**ナイアシン**は、アルコール分解をサポートする補酵素として働くこともわかっています。ナイアシンの多い食品は、鶏の胸肉、カツオ、タラコ、マグロ、豚レバーなどです。

低カロリーで体にいいといわれる焼酎でアル中になる人も多く、酒量が増えがんのリスクも高まる

蒸留酒である焼酎は、ビールや日本酒に比べて低カロリー（糖質の含有量はゼロ）で太りにくく、痛風発作の原因となるプリン体を含まないことから、体にやさしい健康的なお酒といわれています。

しかし、**焼酎はアルコール度数が20～25％と高く安価であることから、アルコール依存症への引き金になることが少なくありません**。実際に、アルコール依存症の患者さんが最後に行きつくお酒は、焼酎であることが多いのです。

また、安く手軽に酔えるからといって毎日たくさん飲んでいると、がんのリスクが高くなるので注意しましょう（上の図参照）。

飲酒期間とがんのリスク

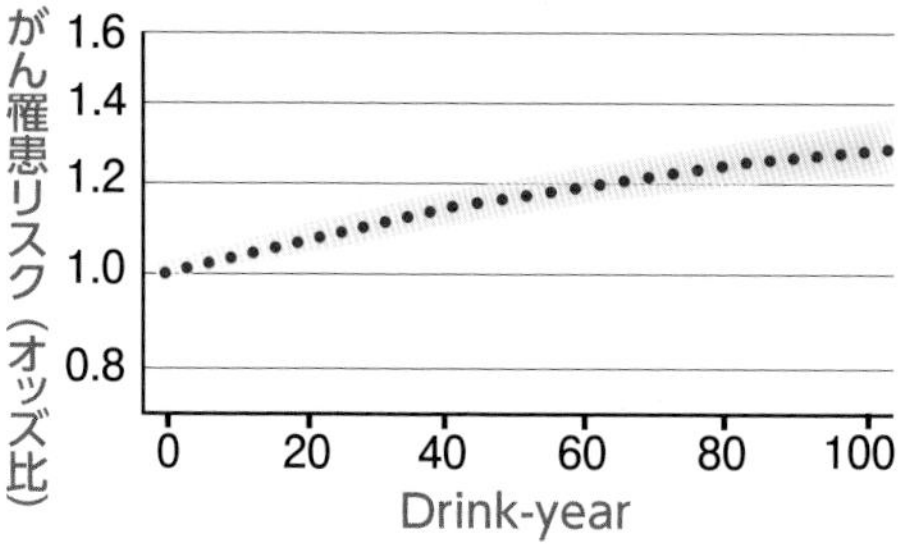

Drink-yearは１日の平均飲酒量（純アルコール量23ｇで１単位）×飲酒期間（年）。１日２単位摂取する人が30年間飲酒した場合は２（単位）×30（年）＝60で60Drink-yearとなり、グラフからがんのリスクは約1.2倍になることがわかる。

Masayoshi Zaitsu et al.Light to moderate amount of lifetime alcohol consumption and risk of cancer in Japan,Cancer. 2020 Mar 1;126(5):1031-1040

「一晩寝ればお酒は消える」は酒量しだいで、翌朝知らぬまに飲酒運転になる場合もあり要注意

お酒を飲んで酩酊《めいてい》しても、一晩寝ればたいてい酔いは覚めます。しかし、体内のアルコールがすべて分解されたとはいいきれません。

神戸大学の研究者らが行った研究によると、**日本人は体重約1kg当たり、1時間に105mgのアルコールを分解できることがわかっています**。例えば、体重60kgの人なら1時間に約6gのアルコールを分解でき、**前夜に60g分のお酒を飲んだとすると全部分解するまでに10時間かかる**のです。それなのに5~6時間しか寝なかった場合は、体内にアルコールが残っています。その状態で自動車を運転すると飲酒運転となり、事故を起こす危険が大きいほか、免許取消・停止にもなります。

飲酒運転の基準

		処分内容
酒酔い運転		免許取消
酒気帯び運転	呼気1L当たり0.25mg以上	免許取消
酒気帯び運転	呼気1L当たり0.15mg以上0.25mg未満	免許停止

※道路交通法による処分の一例

「アルコールを汗で流し出せ」は大間違いで、飲酒後の入浴・サウナは突然死のリスクが爆上がり

飲酒後、アルコールを汗で流し出そうとしてお風呂やサウナに入る人がいますが、これは大変危険な行為です。というのも、**お風呂やサウナに入ったまましか眠ってしまい、浴槽の中で溺《おぼ》れたり、サウナ室で熱中症になったりして命を落とすことがある**からです。特に、家庭内の不慮の事故で溺死する人は非常に多く、２０２２年の死者数は年間６５７８人。これは交通事故で亡くなる人よりも多い数です（２０２２年の交通事故死者数は３５４１人）。

そもそも、汗をかいても体内のアルコールはたいして減りません。体内には体重の約60％の水分（体重60kgなら水分は36Ｌ）があるのですが、お風呂やサウナで流す汗の量はせいぜい１～２Ｌなので、いくら汗をかいても体内にあるアルコールの約２～５％しか減らないのです。むしろ飲酒後はお風呂やサウナに入らず、横になって休んだほうが安全かつ確実にアルコールを代謝できます。

出典：厚生労働省「人口動態統計（確定数）」

二日酔いのメカニズムは未だ不明な点が多く「アセトアルデヒド原因説」も根拠がない

お酒を飲みすぎると、吐きけや頭痛といった二日酔いの症状（上の表参照）が現れることがあります。一般的に、二日酔いは肝臓でアルコールが分解されて生じるアセトアルデヒドが原因といわれています。

しかし、二日酔いが起こるメカニズムは、まだ十分に解明されていません。実は、**アセトアルデヒドの血中濃度がゼロの人でも二日酔いの症状が現れることがあります**。また、二日酔いの人のアセトアルデヒドを測定しても高い数値ではありません。つまり、アセトアルデヒドが二日酔いの原因という説に根拠はないのです。

中には、血中アルコール濃度がゼロになったときに二日酔いの症状が現れると定義している研究者もいます。

二日酔いの主な症状

全身の症状	疲労感、口の渇き
痛み	頭痛、筋肉痛
消化器の症状	嘔気、嘔吐、胃痛
睡眠障害	睡眠不足、眠りが浅い
感覚の異常	めまい、光や音への過敏
認知機能の問題	注意力、集中力の低下
気分障害	うつ、不安
交感神経の亢進	ふるえ、発汗、動悸

第2章

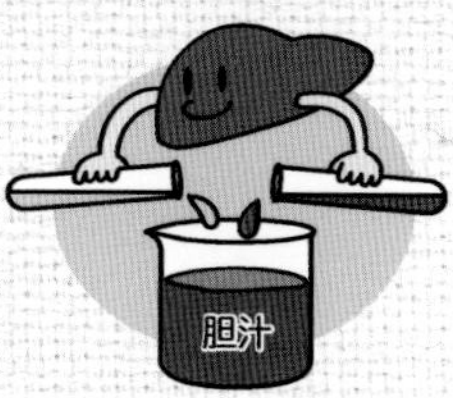

我慢強くて働き者の臓器

「肝臓」の働きと脂肪肝・脂肪肝炎・非アルコール性脂肪性肝疾患・肝硬変など肝臓病の基礎知識

泉 並木　武蔵野赤十字病院院長

人体で最も重く大きい「肝臓」は2000種以上の酵素が働き500以上の仕事を同時にこなす巨大化学工場

肝臓は、肋骨《ろっこつ》の中の右側（みぞおちの右寄り）に収まっている人体で最も大きな臓器です。**肝臓は右葉と左葉に分かれていて、重さは1.0～1.5kgあり、全体重の約50分の1を占めます**。肝臓内には3000億個もの肝細胞があり、その中で働く**酵素（体内の化学反応を助ける物質）は2000種以上**もあります。

さらに、肝臓には肝動脈、門脈が通っており、1分間に1000～1800mLもの血液が行き来しているほか、胆のうとつながり胆汁を送っています。

このように人体最大の臓器である肝臓は、生命を維持するために欠かせない500以上もの複雑な働きを同時にこなしています。肝臓の役割をひと言でいえば**「巨大化学工場」**です。化学工場では、さまざまな化学物質を分解、合成して製品を作るほか、倉庫に在庫を蓄えたり、トラックに積み込んで出荷したりします。肝臓でも、これと同じようなことが行われています。

肝臓は人体の巨大化学工場

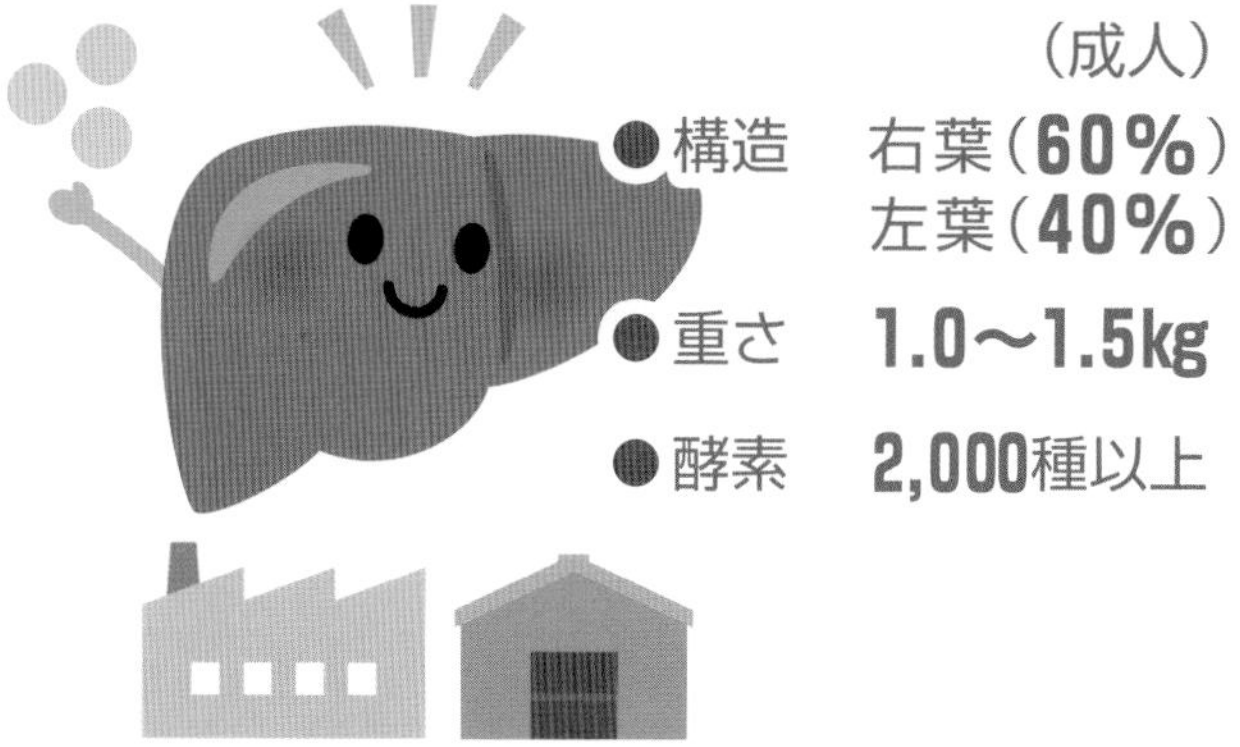

人体最大の臓器である肝臓は、さまざまな物質を分解・合成する能力を備える。化学工場さながらの働きぶりで500以上もの複雑な仕事を同時に行う。

肝臓の主な働きは、「代謝」「解毒」「胆汁の生成」です（22〜23ページ参照）。具体的には、腸から送られる糖質や脂質を貯蔵可能なエネルギーに変えたり、脂質やたんぱく質から体の材料を作ったり、有害物質を無毒化したり、胆汁を作ったりします。こうした働きには、物資を分解・合成する高度な能力が必要です。

また、肝臓はサイズが大きく、肝動脈や門脈ともつながっており、体が必要とする栄養素をそのつどためたり、送り出したりする物流拠点の役割も担っています。体内で余分になった栄養素は、肝臓にグリコーゲン（貯蔵多糖）や脂肪として貯蔵され、夜間の就寝時や飢餓状態になったときなどに放出されてエネルギー源として使われるのです。

以上のような肝臓の働きは、前述した化学工場そのものといえるでしょう。このように重要な役割を担っている分、肝臓が病的な状態になると命にかかわることがあります。

肝臓の3大仕事は栄養を分解・合成する「代謝」、有害物質を無毒化する「解毒」、脂質の消化吸収を助ける「胆汁の生成」

肝臓が担っている主な働きは、「代謝」「解毒」「胆汁の生成」です。

まず、代謝について説明しましょう。肝臓は、体内で行われる代謝の大半を担っており、腸から吸収された栄養素はいったんすべて送られます。そして、肝臓で糖質、たんぱく質、脂質などが分解、合成されて全身へと送られます。

中でも重要なのは、生きるために必須の栄養素である**糖質の代謝**です。糖質は、腸でブドウ糖（グルコース）として吸収され、門脈という血管から血液とともに肝臓へ送られます。このとき、肝臓は**体が必要とするブドウ糖だけを全身に送り、余った分は貯蔵可能なグリコーゲンに合成して蓄えます**。グリコーゲンは予備のエネルギー源で、血糖値が下がるとブドウ糖に分解されて使われるのです。

ほかにも、肝臓は、アミノ酸（たんぱく質の構成成分）を材料にしてさまざまな種類のたんぱく質を作ったり、脂質からコレステロールを作ったりします。

肝臓の主な3つの働き

肝臓の働き❶

栄養を**代謝**

糖をグリコーゲンにして蓄えたり、コレステロール・リン脂質・中性脂肪を作ったり、アミノ酸を再合成したりする。

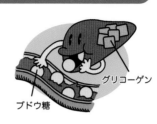

肝臓の働き❷

有害物質を**解毒**

薬やアルコールなど体内に長くとどまると有害な物質を解毒。例えば、アルコールは二酸化炭素と水に変えられる。

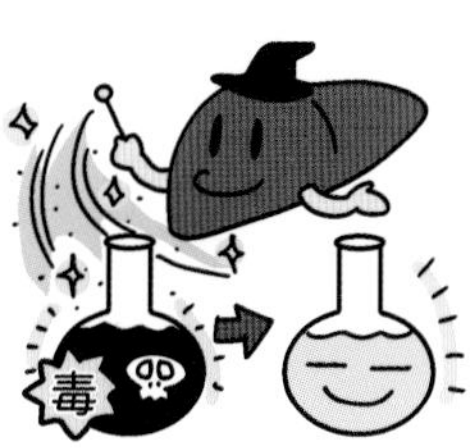

肝臓の働き❸

胆汁の生成

コレステロールを酸化して胆汁酸を作り、さらに胆汁に合成して胆のうへ。胆汁を作る過程で有害物質も処理する。

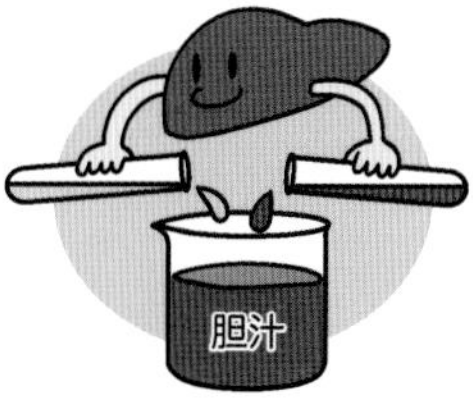

次は、解毒についてです。肝臓は、アルコール、アンモニア、ニコチン、食品添加物、薬剤などの**体に有害な物質を酵素の作用で毒性の低い物質に変換**します。肝臓で無毒化された物質は、腎《じん》臓でろ過してから尿として膀胱《ぼうこう》に送られて排《はい》泄《せつ》されたり、胆汁（脂肪を消化する体液）とともに腸から排泄《はいせつ》されたりします。

肝臓は、腸で消化された栄養素を受け取るだけでなく、消化そのものにもかかわっており、**胆汁を生成・分泌《ぶんぴつ》**しています。コレステロールを酸化して胆汁酸を作り、古い赤血球が分解されたときに生じるビリルビン（色素の一種）を混ぜて胆汁が生成されます。そして、生成された胆汁は、肝臓とつながる胆管から胆のうに送られ、食べ物が十二指腸を通ったときに分泌されるのです。

肝臓は脂肪の蓄積やウイルスが原因で肝炎を起こしやすく、放置すれば怖い肝硬変や肝臓がんに進行

肝臓の衰えは血液検査でもわかりますが、異常な状態かどうかの判断材料になるのが「**脂肪肝**」です。脂肪肝とは、**肝細胞に水滴のような脂肪がたまった状態**を指します。脂肪肝になると肝機能がしだいに低下し、体のだるさが現れるようになります。とはいえ、自覚症状はほとんどないといっていいでしょう。

従来、脂肪肝は、主にアルコールのとりすぎが原因と考えられていました（アルコール性脂肪肝という）。しかし、最近はアルコールをとらない人にも食べすぎによる脂肪肝が増えています（非アルコール性脂肪性肝疾患。30㌻参照）。

脂肪肝のやっかいなところは、肝臓にたまった脂肪が毒性を発揮し、炎症や線維化を引き起こす場合があることです。そのように、肝臓が脂肪の毒性によって病的になった状態を「**脂肪肝炎**」といいます。

脂肪肝や脂肪肝炎は、節酒や禁酒、食事制限、運動習慣を心がければ改善しま

す。しかし、何もせずに放置していると肝硬変に進行し、肝臓がんを発症することがあるので気をつけなければなりません。

ところで、肝炎は脂肪肝だけでなく、ウイルス感染でも発症します（ウイルス性肝炎という）。**ウイルス性肝炎**は、肝臓病全体の7割を占めており、決して珍しい病気ではありません。具体的には、A型肝炎、B型肝炎、C型肝炎、D型肝炎、E型肝炎の5種類です。日本で特に多いのは、血液を介して感染するB型肝炎、C型肝炎ですが、現在は予防法が確立されています。

肝臓の変化

① 正常肝

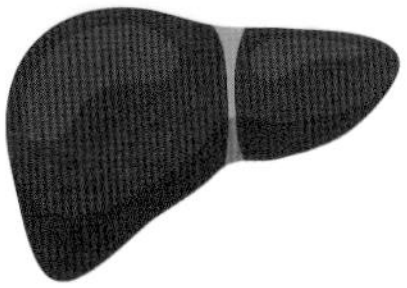

正常な状態の肝臓。脂肪はほとんど蓄積しておらず、濃い赤色をしている。正常肝から肝硬変、肝臓がんに移行することはない。

② 脂肪肝

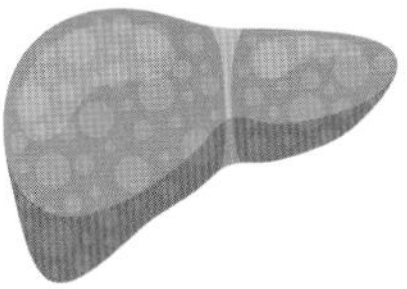

中性脂肪が肝細胞に蓄積した状態。脂肪によって黄色味を帯びる。多量飲酒だけではなく、食べすぎが原因で脂肪肝になることもある。

③ 脂肪肝炎

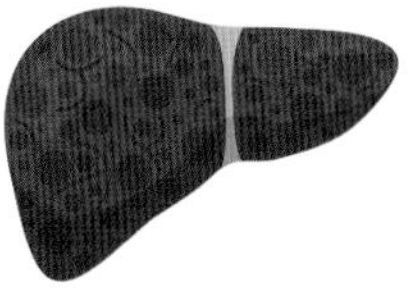

肝臓に蓄積した脂肪の毒性により、炎症や線維化が起こった状態。最近は、非アルコール性脂肪肝炎を発症する人が増えている。

④ 肝硬変、肝臓がん

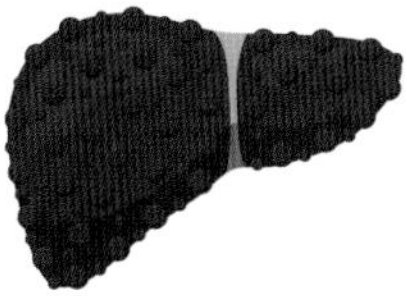

脂肪肝炎による肝臓の線維化が進むと肝硬変が起こり、肝機能が著しく低下。それに伴い、肝臓がんを発症するリスクも高くなる。

これまで肝硬変・肝臓がんの原因は、肝炎ウイルスかアルコールが9割以上を占めていた。しかし、今後10年以内に非アルコール性脂肪肝炎が、肝臓病の死亡原因の1位になると考えられている。

「沈黙の臓器」と呼ばれる肝臓でも自覚症状はあり「だるい」「疲れやすい」「昼食後に眠い」は要注意

肝臓は予備能力が大きく、少し障害を受けても代償作用が働くので、すぐに重い症状は現れません。そのため、肝臓は、「沈黙の臓器」と呼ばれます。

肝臓の衰えの初期段階では、「だるい」「疲れやすい」「やる気が出ない」「昼食後に眠くなる」といった症状を自覚するようになります。しかし、こうした症状は健康な人にも見られ、特に高齢者に頻発することから、肝臓の衰えと捉えられずに見過ごされる傾向があります。

肝臓病が進行すると、**黄疸**《おうだん》（皮膚や白目が黄色くなる症状）や**腹水**、**肝性脳症**（意識障害）といった深刻な症状が現れるので要注意です。

肝臓の衰えのサイン

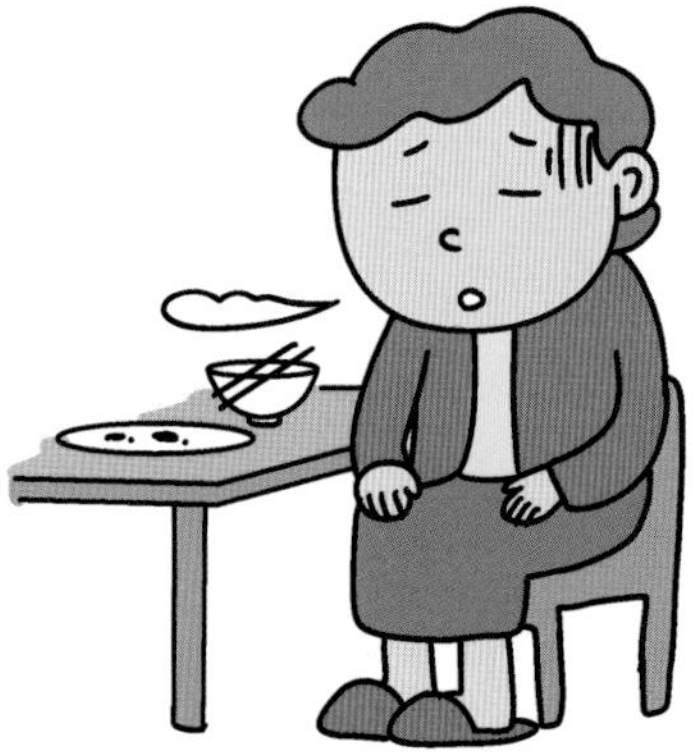

以前よりも疲れやすく、昼食後に眠くなる人は肝臓の衰えが疑われる。しかし、病気と思わずに見過ごしてしまうことが多い。

今や日本人の3人に1人を襲う「脂肪肝」は肝臓病ばかりか糖尿病・高血圧・脳血管疾患を招く元凶

人間ドックの腹部超音波検査で脂肪肝が見つかる人の割合は約30％といわれています。ですから、日本人の中高年者の**3人に1人が脂肪肝**という計算になります。

これだけ脂肪肝の人が増えたのは、現代社会の豊かさの弊害として肥満が蔓延《まんえん》していることが社会背景としてあるでしょう。実際に、肥満の人はそうでない人に比べて脂肪肝になるリスクが数倍も高くなることがわかっています。

興味深いのは、脂肪肝が肝臓病の引き金になるだけでなく、**高血圧**、**糖尿病**、**脂質異常症**といった生活習慣病の発症にかかわっていることです。

肥満と生活習慣病といえば、メタボリックシンドローム（代謝異常症候群。以下、メタボ）をイメージする人も多いでしょう。メタボになるとおなかの腸間膜に内臓脂肪がたまり、その影響で高血圧、高血糖、脂質異常が起こって生活習慣病ばかりか、脳卒中、心疾患などの命取りの病気が多発します。食べすぎや運動

脂肪肝によるメタボリックドミノ

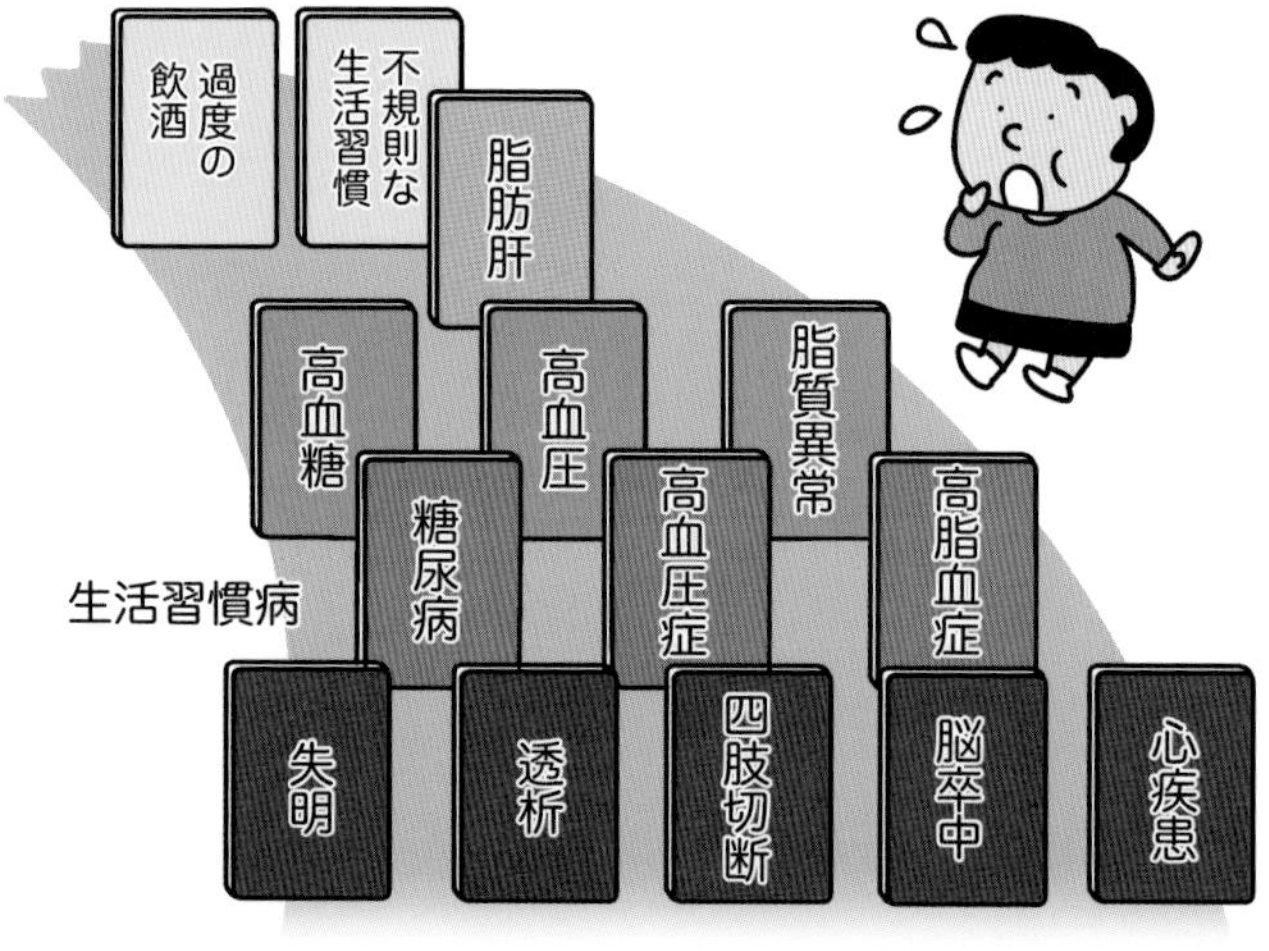

生活習慣の乱れから脂肪肝になり、やがて生活習慣病や合併症、脳卒中、心疾患を招くなど、連鎖的に健康状態が悪化する。本来、メタボリックドミノはメタボの概念だが、脂肪肝にも当てはまる。

不足から内臓脂肪型肥満になり、やがて生活習慣病、脳卒中、心疾患へと健康状態が悪化するメタボの病態を専門的には**「メタボリックドミノ」**といいます。ドミノ倒しのように、連鎖的に健康状態が悪化することから、そのように呼ばれているのです。

脂肪肝はメタボの一種であり、脂肪のたまる場所が違うだけで、病態は非常によく似ています。上の図は、過度の飲酒や不規則な生活習慣（食べすぎ・運動不足）によって脂肪肝になり、生活習慣病や合併症、脳卒中、心疾患を招くメタボリックドミノの悪循環を示しています。

脂肪肝の人は、内臓脂肪型肥満でメタボを合併していることも少なくありません。心当たりのある人は、積極的に肥満を解消するように努めましょう。

お酒の飲みすぎで中性脂肪が増えると脂肪肝を招き、放置すれば肝細胞が線維化して肝硬変や肝臓がんを発病

お酒の飲みすぎ、食べすぎなどで血液中の中性脂肪が増え、脂肪肝になると、**脂肪の毒性によって肝細胞が破壊されて線維が増えます（肝線維症という）**。すると、線維の束が結節を形成して表面がゴツゴツとした状態になり、**肝硬変**へと進行するのです。さらに、肝硬変の人は少なからず**肝臓がん**を発症します。

かつて日本では、B型肝炎・C型肝炎を原因とする肝臓がんが約90％を占めていました。ところが、近年は多量飲酒による**アルコール性肝障害**や、不規則な生活習慣に起因する**非アルコール性脂肪肝炎**といった**非ウイルス性の肝臓がん**が増えており、全体の約5割以上を占めています（上の図参照）。

肝臓がんの原因の推移

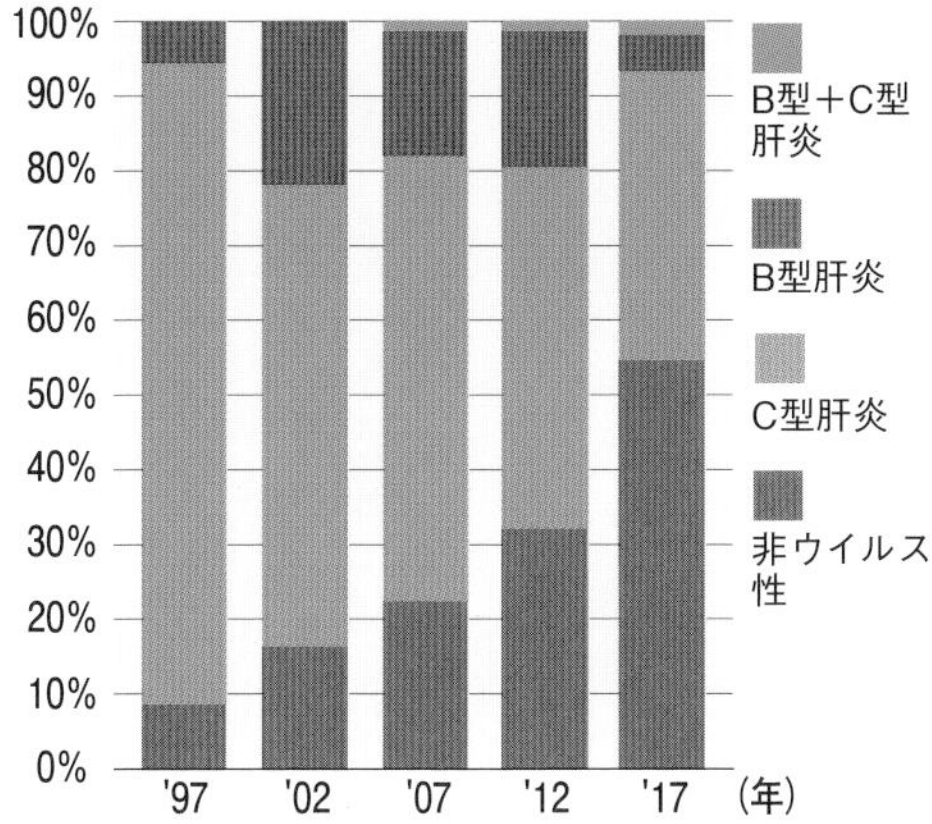

Yuko Nagaoki et al.Increasing incidence of non-HBV- and non-HCV-related hepatocellular carcinoma: single-institution 20-year study,BMC Gastroenterol 2021; 21: 306

お酒を飲まなくても脂肪肝になる非アルコール性脂肪性肝疾患（NAFLD／MAFLD）が多くなんと成人の25％が罹患

脂肪肝というとお酒を飲みすぎた人がかかる病気のようなイメージがあります。しかし、お酒をあまり飲んでいなくても脂肪肝になることがあるのです。これを**「非アルコール性脂肪性肝疾患」（NAFLD《ナッフルディー》※1）**といいます。また、NAFLDから徐々に進行する肝臓病を**「非アルコール性脂肪肝炎」（NASH《ナッシュ》※2）**といいます（くわしくは33～34ページ参照）。

これまでNAFLD、NASHは、ウイルスやアルコールなどを原因としない脂肪肝疾患という除外診断で定義されてきました。ところが、食べすぎや運動不足による肥満、生活習慣病（糖尿病、高血圧、脂質異常症など）を伴う脂肪肝が増え、非アルコール性を除外診断とすることが世の中の実態にそぐわなくなってきました。

そこで、**MAFLD《マッフルディー》（※3）**、**MASH《マッシュ》（※4）**という概念が新しく登場したのです。

MAFLDは、多量飲酒以外の原因で起こる脂肪肝の総称で、**「代謝機能異常関**

※1：NAFLD = non-alcoholic fatty liver disease
※2：NASH = non-alcoholic steatohepatitis

連脂肪性肝疾患」とも呼ばれます。**脂肪肝に加え、「肥満」「2型糖尿病」「2つ以上の代謝異常」のいずれかが認められる場合にMAFLDと診断されます**（32ページのチャート参照）。このように肥満や生活習慣病を伴うことから、MAFLDはメタボの一種といえるでしょう。

非アルコール性とはいえ、MAFLDには適量の飲酒をたしなむ人も含まれます。目安としては、1日に摂取するアルコール量（エタノール量）が男性なら30g未満、女性なら20g未満ならMAFLDの対象になります。少量の飲酒でもMAFLDの対象になるのは、その程度のアルコール量なら摂取しても肝臓に影響はないとされているからです。

近年、肥満やメタボの人が増えていることもあり、人間ドックや健康診断でNAFLD（MAFLD）の指摘を受ける人が急増しています。男性は40～60代の中年層に多く、女性は60代の高齢層に多いという特徴があります。

現在、日本におけるNAFLD（MAFLD）の正確な患者数はわかっていませんが、**健康診断や人間ドックでNAFLDが見つかる人が約25％いることから、成人だけでも推定2500万人程度の予備群がいるのではないかと考えられています**。また、小児のNAFLDの有病率は3％であることがわかっています。

※3：MAFLD = metabolic dysfunction associated fatty liver disease／さらに最近では「fatty」という言葉がスティグマを生む不適切用語との考えからfattyをsteatoticとした「MASLD」へと名称変更が検討されている。
※4：MASH = metabolic dysfunction associated steatohepatitis

MAFLDには肥満や代謝異常が影響

脂肪肝 ※画像診断、血液バイオマーカー／スコアなどで診断

過体重、肥満（BMI23以上）	やせ、正常体重（BMI23未満）	2型糖尿病

少なくとも下記の代謝異常より2つ以上を認める

- 腹囲が男性なら90cm以上、女性なら80cm以上
- 最大血圧が130mmHg以上、最小血圧が85mmHg以上、もしくは薬物療法中
- 血清中性脂肪が150mg/dL以上、もしくは薬物療法中
- 血清HDLコレステロールが男性なら40mg/dL未満、女性なら50mg/dL未満、もしくは薬物療法中
- 空腹時血糖値が110～125mg/dL、もしくは経口ブドウ糖負荷2時間後の血糖値が140～199mg/dL、もしくはヘモグロビンA1cが5.7～6.4%
- インスリン抵抗性指数2.5以上
- 血清高感度CRP2mg/dL以上

MAFLD（代謝機能異常関連脂肪性肝疾患）

NAFLD（MAFLD）であるかどうかは、問診、血液検査、画像検査などによって診断されます。脂肪肝が見つかった（あるいは疑いがある）場合には、肝臓の硬さ（線維化）を血小板の数や線維化マーカーなどのデータから調べ、硬いと判定されたら治療を受けることになります。

脂肪肝には特効薬がなく、治療は食事療法、運動療法による生活習慣の見直しが中心になります。NAFLD（MAFLD）の人は、高血圧や糖尿病、脂質異常症といった病気にかかっていることが多いので、そうした病気の治療を進めながら生活習慣を見直すことが大切です。

出典：日消雑誌 2021;118:805-814（一部改変）

非アルコール性脂肪性肝疾患を放置すれば脂肪肝炎から肝硬変や肝臓がんへと進行することもあり食事改善が急務

人間ドックや健康診断で指摘される肝機能検査の異常の多くは、**非アルコール性脂肪性肝疾患（NAFLD《ナッフルディー》※1）**です。NAFLDの80〜90％は、長く経過しても脂肪肝のままで、病的な状態に進行することはありません。しかし、残りの10〜20％は、**非アルコール性脂肪肝炎（NASH《ナッシュ》※2）**に移行することがあり、徐々に肝臓の炎症や線維化が進行します。その結果、肝硬変、肝臓がんを引き起こすことがあるのです。

NAFLDは、血液検査や画像検査などで簡単に診断できますが、NASHは肝生検（肝臓に針を刺して組織の一部を採取する検査）をしなければならず、診断のハードルが高いのが難点。そのため、健康診断や人間ドックでNAFLDの指摘を受けたまま何も対策を講じずに放置していると、知らないうちにNASHに移行し、最悪の場合は肝硬変、肝臓がんで命を落とすことになります。

※1※2 現在は代謝異常を考慮したMAFLD／MASHという捉え方に変わりつつある（30ページ参照）

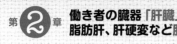

NASHの治療フローチャート

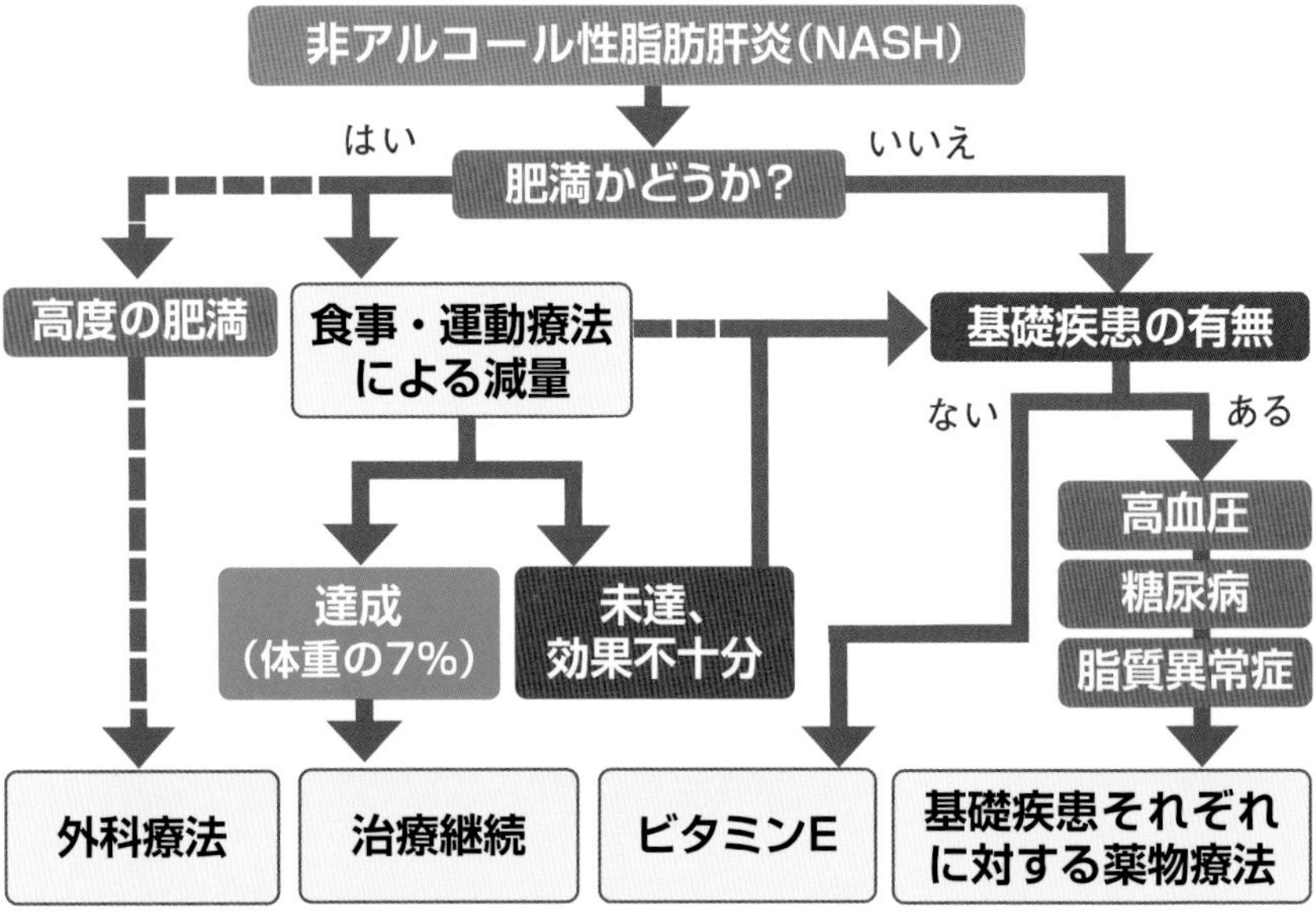

日本消化器学会・日本肝臓学会「NAFLD/NASH 診療ガイドライン2020」より改変

ですから、**健康診断や人間ドックでNAFLDの指摘を受けたら、食べすぎや運動不足など生活習慣を見直して脂肪肝を改善することが肝心です**（32ページ参照）。

NASHが疑われる場合は、肥満の改善、もしくは基礎疾患《しっかん》の治療が重要になります（上のフローチャート参照）。

NASHで肥満の人は、食事療法や運動療法を行い、**体重の7％を目標に減量**することがすすめられます。例えば、体重が70kgなら5kgを目標に減量します。減量のみでは効果が不十分なら、抗酸化作用のあるビタミンEが処方されます。

肥満に該当せず高血圧、糖尿病、脂質異常症など基礎疾患のある人は、薬物療法を続けて経過を見ることになります。

沈黙の臓器の声を聞く！脂肪肝や肝炎、肝硬変の兆候はないかがすぐわかる「肝臓の健康度チェックシート」

肝臓は予備能力が高く、一部が障害を受けてもほかの部分で代償して機能を保つことができる臓器です。しかも、肝臓には痛みを感じる神経がなく、ダメージを受けても修復する働きがあるため、脂肪肝や肝炎になっても自覚症状はほとんどありません。**「沈黙の臓器」であるがゆえ、知らぬまに脂肪肝や肝炎が肝硬変、肝臓がんに進行してしまうのが肝臓病の怖いところです。**

とはいえ、自覚症状が全くないわけではなく、だるさ、疲れやすさ、尿の色の異常、食欲不振、吐きけ、体重減少、発熱、睡眠障害など、肝臓病のサインは、体調の変化に現れます。

そこで、肝臓病の兆候を自己診断する「**肝臓の健康度チェックシート**」を36～37ジペー《ジペー》に掲載したので、肝機能が心配な人は試してみてください。この自己診断の結果、肝臓病が疑われる場合は、内科を受診して医師に相談してください。

肝臓の健康度チェックシート

● 以下の該当する項目の□に✓を入れましょう。

チェック❶

朝の起床後、尿が濃い紅茶のような色をしている。 □

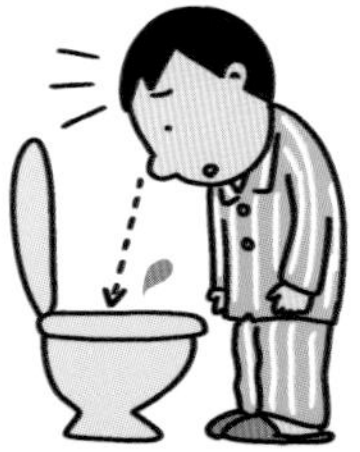

チェック❷

お酒を飲んでもおいしくない。飲みたくない。 □

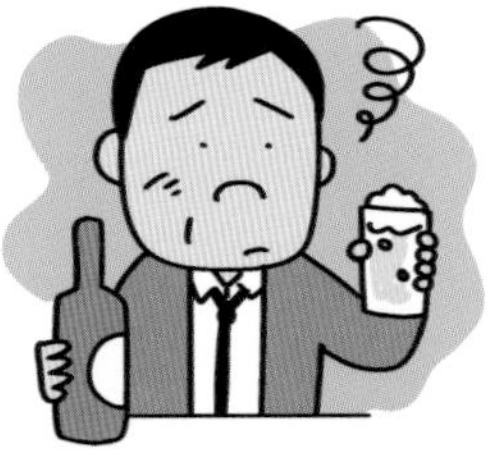

チェック❸

食欲がなく、脂っこい食べ物は受けつけない。 □

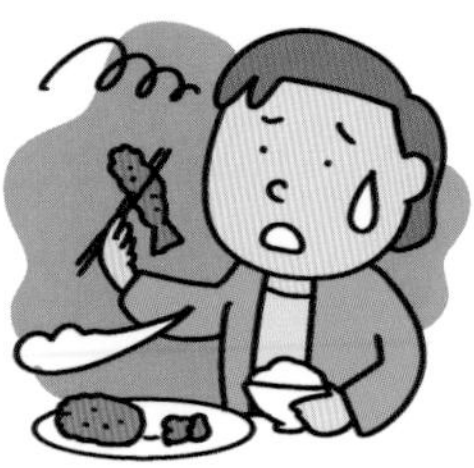

チェック❹

38度以上の発熱が続いている。 □

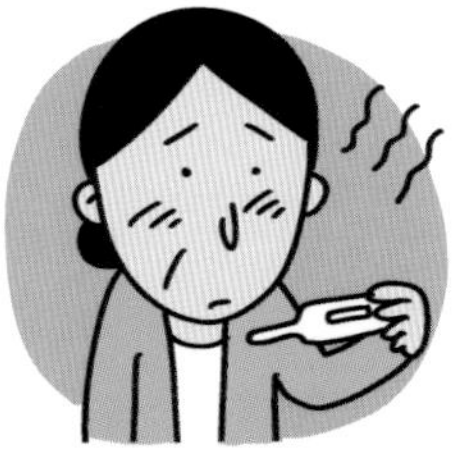

チェック❺

食べ物のにおいをかぐと、吐きけを催す。 □

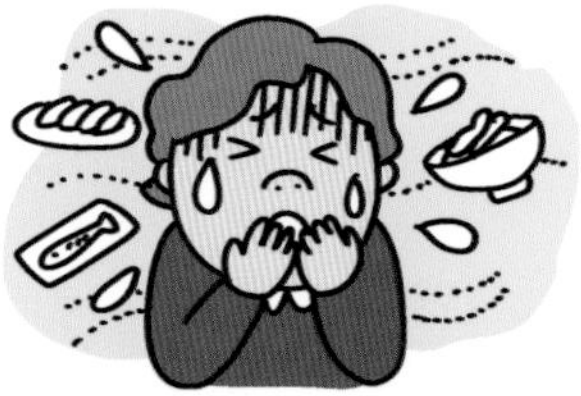

チェック❻

体重が急に減少した。 □

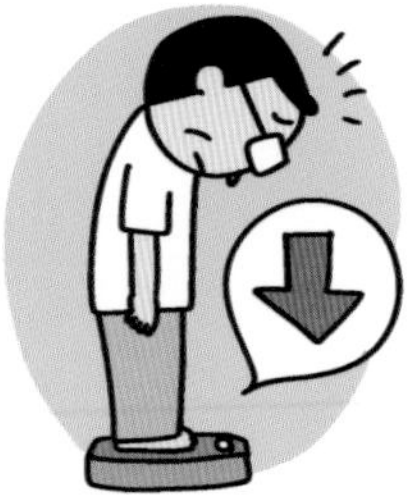

● ✓を入れた項目を確認します。

チェック❶で疑われる病気
➡ 急性肝炎

黄疸が現れる数日前から、朝起きたときの尿が濃い紅茶色になることがある。

チェック❷で疑われる病気
➡ アルコール性肝障害、肝硬変

肝機能が低下すると、お酒がおいしくなくなり、飲酒をさけるようになる。

チェック❸で疑われる病気
➡ 肝硬変など

食欲不振は、肝硬変のほかにも急性肝炎、慢性肝炎、肝臓がんが疑われる。

チェック❹で疑われる病気
➡ 急性肝炎、薬剤性肝障害

肝臓の衰えで高熱が出たら、急性肝炎か薬剤性肝障害の可能性が高い。

チェック❺で疑われる病気
➡ 急性肝炎

急性肝炎の初期には、胃が健康でも食べ物のにおいで吐きけを催すことがある。

チェック❻で疑われる病気
➡ 肝硬変、肝臓がん

食欲不振が続き、体重が急に減少したら肝硬変、肝臓がんが疑われる。

チェック❼で疑われる病気
➡ 慢性肝炎、肝硬変

肝硬変になると、肛門周辺の静脈に循環障害が起こり痔や出血が現れる。

チェック❽で疑われる病気
➡ 慢性肝炎、肝硬変

だるさや疲れやすさは、慢性肝炎、肝硬変に現れる典型的な自覚症状。

チェック❾で疑われる病気
➡ 肝硬変

肝硬変で肝性脳症を合併すると、昼夜逆転で夜に目がさえるようになる。

チェック❼

痔になった。 ☐

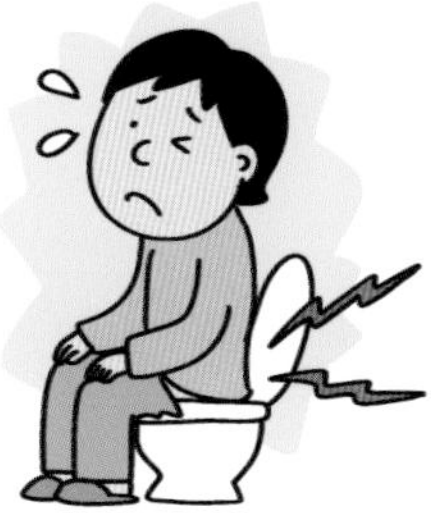

チェック❽

体がだるく、疲れが取れない。特に夕方がつらい。 ☐

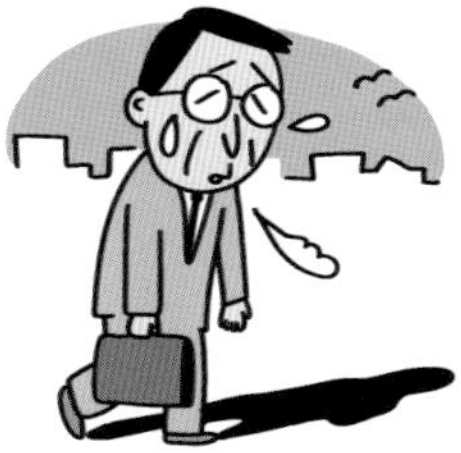

チェック❾

寝つきが悪く、なかなか眠れない。 ☐

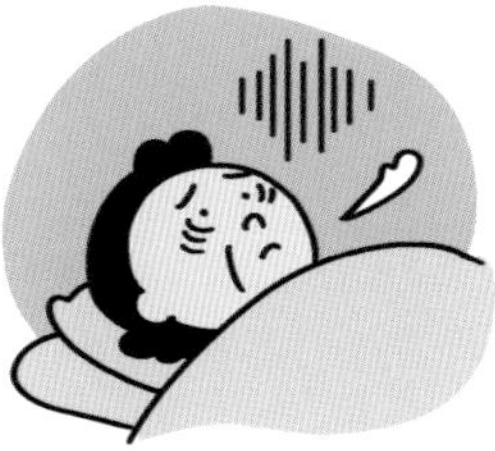

「白目が黄色に」「足がむくむ」など肝臓の異変に素早く気づき肝臓病を防ぐ「肝臓SOS症状発見シート」

肝臓の炎症や線維化が進んで肝硬変になると、体の異常がはっきりと現れるようになります。中でも、肝硬変の典型的な症状は、白目や皮膚が黄色っぽくなる**黄疸**《おうだん》、体液が腹部にたまる**腹水**、意識障害が起こる**肝性脳症**です。こうした症状が現れたら、ただちに内科を受診して治療を受けなければなりません。

ただし、ウイルス性肝炎の場合は、病気が悪化して肝機能が著しく低下しても黄疸、腹水といった症状が現れないこともあり、無症状のまま進行して肝臓がんに至ることもあるので注意してください。体に現れる異変を見逃さず、肝臓病の進行を早期に察知することが大切です。

そこで、**「肝臓SOS症状発見シート」**を試してください（次ジペー参照）。シート内の各項目は、いずれも肝臓の異常を知らせる重大サインです。該当する項目がある場合は、症状の詳細や疑われる病気を確認してください（40ジペー参照）。

肝臓SOS症状発見シート

● 以下の該当する項目の□に✓を入れましょう。

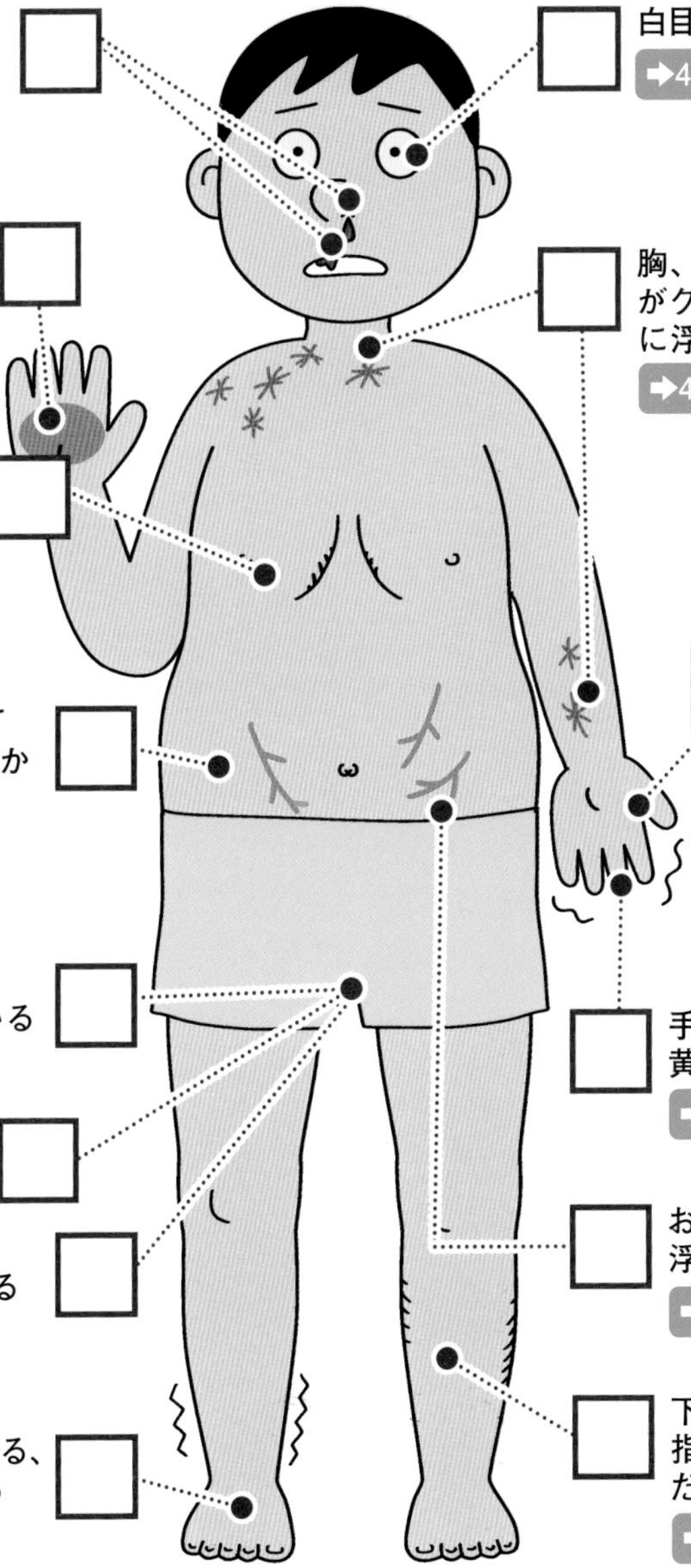

- □ 鼻血が出たり、歯ぐきから血が出たりする ➡40ページ❻参照
- □ 手のひらの膨らみが赤い ➡40ページ❹参照
- □ 男性なのに乳房が膨らんでいる ➡40ページ❺参照
- □ 上半身はやせているのに、おなかが張っている ➡40ページ❷参照
- □ 便が黒く、血が混じっている ➡40ページ❽参照
- □ 便が白っぽい ➡40ページ❶参照
- □ 尿の量が減り、おならがよく出る ➡40ページ❷参照
- □ 足がけいれんする、または足がつる ➡40ページ❾参照
- □ 白目が黄色っぽい ➡40ページ❶参照
- □ 胸、首、腕の血管がクモの足のように浮き出ている ➡40ページ❸参照
- □ 手がゆっくり震える ➡40ページ❼参照
- □ 手の皮膚や爪が黄色っぽい ➡40ページ❶参照
- □ おなかに血管が浮き出ている ➡40ページ❽参照
- □ 下肢がむくみ、指で押すと凹んだままになる ➡40ページ❷参照

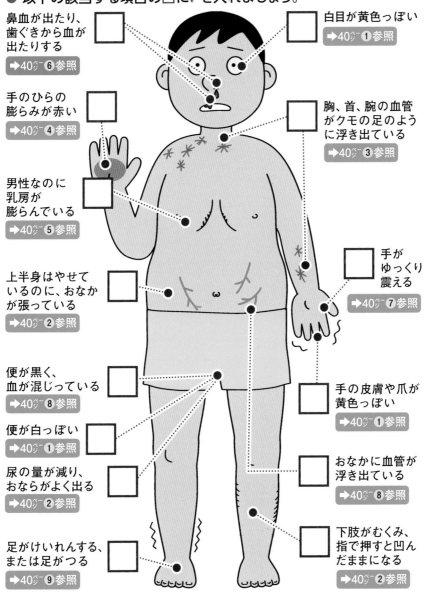

肝機能の低下で現れる主な症状・病気

● ✓を入れた項目を確認します。

① 黄疸

疑われる病気
➡ 肝硬変、急性肝炎、胆道系の異常

胆汁の成分であるビリルビン（色素の一種）を処理できなくなり、白目や皮膚が黄色っぽくなる。ただちに治療が必要。

② 腹水・むくみ

疑われる病気
➡ 肝硬変、慢性肝炎

体内の水分を調整するアルブミン（たんぱく質の一種）が作られにくくなり、腹水がたまったり、足がむくんだりする。

③ クモ状血管腫

疑われる病気
➡ 肝硬変、急性肝炎

肝機能が低下すると、ホルモンの影響で毛細血管が広がり、胸や首、腕などにクモが足を広げたような赤い斑点が現れる。

④ 手掌紅斑

疑われる病気
➡ 肝硬変

クモ状血管腫と同じように、ホルモンの影響で毛細血管が広がり、手のひらや親指の下のふくらみに赤い斑点が現れる。

⑤ 女性化乳房

疑われる病気
➡ 肝硬変

肝機能の低下により、女性ホルモンを分解する働きが低下。それに伴い、乳腺が発達して男性でも乳房が大きくなる。

⑥ 血小板数の減少

疑われる病気
➡ 肝硬変、慢性肝炎

肝臓の線維化が進むと、徐々に血小板数が減少。それによって血液が固まりにくくなり、出血が止まらないことがある。

⑦ 肝性脳症

疑われる病気
➡ 肝硬変

肝機能の低下で血中のアンモニアが増えると、筋肉や神経を制御する脳の働きに異常が起こり、手や指が勝手に震える。

⑧ 食道・胃静脈瘤 門脈圧亢進症

疑われる病気
➡ 肝硬変

肝硬変が進んで静脈の血流に異常が起こると、食道や胃にこぶができる。このこぶの破裂は、血便、大量吐血の原因になる。

⑨ カルシウムの代謝不良

疑われる病気
➡ 肝硬変

肝機能が低下すると、カルシウムの代謝のバランスが崩れ、足がけいれんしたり、こむら返りが起こったりする。

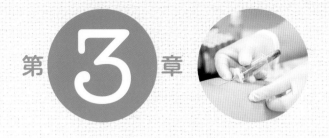

第3章

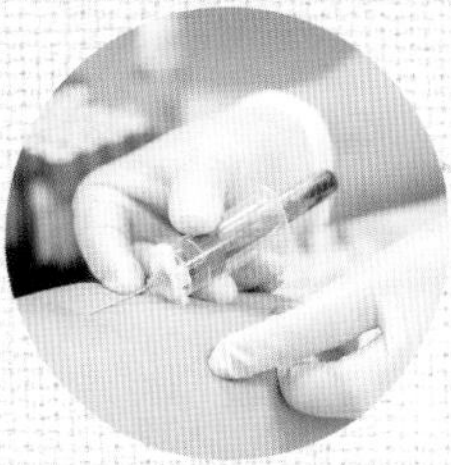

γ-GTP？AST？ALT？どれくらい高いと危ないの？あなたの肝臓のSOSを読み取る「肝機能の検査値まるわかりガイド」

泉 並木　武蔵野赤十字病院院長

ALT（GPT）とAST（GOT）は肝臓の破壊度を示す数値で「ALTが30U／Lを超えたらすぐ受診せよ」と学会が警告

近年、ウイルス性肝炎（特にB型・C型肝炎）の予防法が大きく進歩し、死亡者数は年々減少傾向にあります。一方、多量飲酒や食べすぎ、運動不足などの悪しき生活習慣を原因とする肝臓病は、肝硬変や肝臓がんに進行してから初めて診断されるケースが少なくありません。むしろ、現在は非アルコール性脂肪性肝疾患や非アルコール性脂肪肝炎を基礎疾患とする肝臓病が増加しているのです。

そこで、日本肝臓学会は「奈良宣言2023」を発表しました。これは、**健康診断の血液検査で広く測定されているALT（GPT）が30U／Lを超えたらかかりつけ医を受診し、さらに肝臓病の疑いがある場合は消化器内科などの専門診療機関でくわしい検査を受けることを推奨**するものです（次ページの図参照）。

奈良宣言2023からもわかるように、ALTは肝機能を調べるうえで重要な指標であり、健康診断の血液検査ではAST（GOT）とセットで測定されます。

奈良宣言2023の要旨

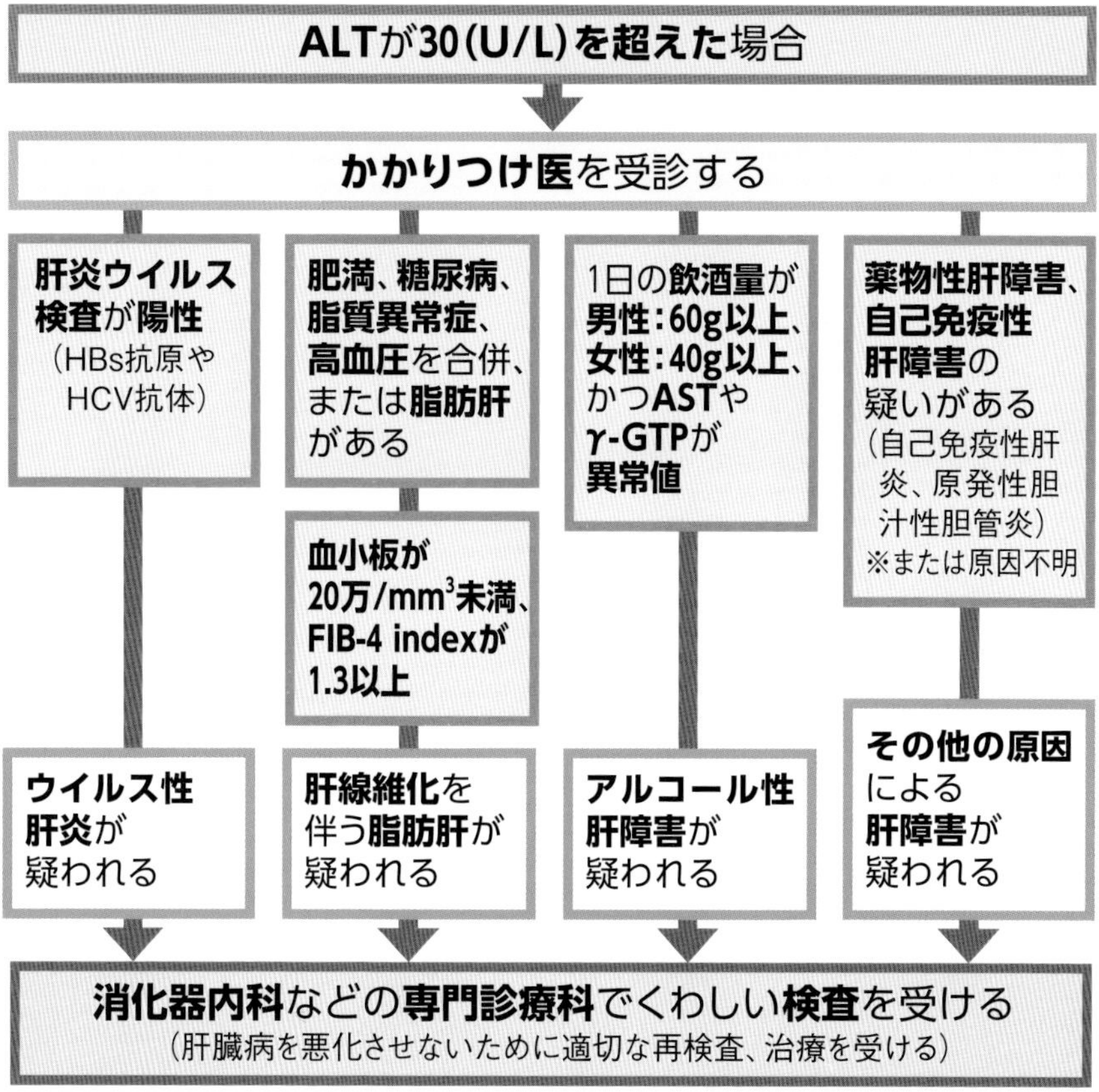
ALTが30(U/L)を超えた場合
かかりつけ医を受診する
肝炎ウイルス検査が陽性（HBs抗原やHCV抗体）
肥満、糖尿病、脂質異常症、高血圧を合併、または脂肪肝がある
1日の飲酒量が男性：60g以上、女性：40g以上、かつASTやγ-GTPが異常値
薬物性肝障害、自己免疫性肝障害の疑いがある（自己免疫性肝炎、原発性胆汁性胆管炎）※または原因不明
血小板が20万/mm3未満、FIB-4 indexが1.3以上
ウイルス性肝炎が疑われる
肝線維化を伴う脂肪肝が疑われる
アルコール性肝障害が疑われる
その他の原因による肝障害が疑われる
消化器内科などの専門診療科でくわしい検査を受ける
（肝臓病を悪化させないために適切な再検査、治療を受ける）

ALT、ASTは、どちらも肝細胞に含まれている酵素で、肝臓がダメージを受けると肝細胞の中から漏れ出て数値が上昇するのです。ですから、ALT、ASTは、**肝臓の破壊度**を示す数値といえるでしょう。

ほかにも、肝機能にかかわる血液検査の数値はいくつかあります。

まずは、**γ《ガンマ》-GTP**。これは、たんぱく質を分解する酵素の一種で、胆管で作られます。お酒を

出典：一般社団法人日本肝臓学会「奈良宣言特設サイト」（一部改変）

よく飲む人はγ-GTPを気にすることが多いのですが、**実際に飲酒量が増えたり、アルコール性肝障害になると、この数値が上昇します**。γ-GTPには性差があり、男性は女性よりも数値が高くなる傾向があります（46〜47ページ参照）。

次に、血小板数。慢性肝炎が進行すると、門脈（腸や脾《ひ》臓から血液を送り込む血管）にかかる圧力が上昇し、上流側の脾臓が大きくなります。すると、脾臓内で血小板が破壊され、その数値が低下します。肝臓病が極端に進行していなくても、血小板数の低下は早い段階から徐々に起こります。そのため、**血小板数の低下は、肝臓病の前ぶれを察知する糸口**といえるでしょう。

総ビリルビンは、主に人間ドックの肝機能検査で測定されます。この数値が高いと**肝硬変が疑われる**ので、脂肪肝炎の人にとっては病気の進行具合を推し測る重要な指標となります（50〜51ページ参照）。

次ページに、肝機能をチェックする血液検査項目をまとめたので参考にしてください。なお、これらの数値の中には、単独で判断できないものや、病気がかなり進行してからでないと数値に表れないものもあります。ALT、ASTの数値と併せて肝機能の状態を評価することが肝心です。また、肝機能を検査する場合の基準値は、医療機関ごとに異なっています。

肝機能をチェックする血液検査項目

❶ ALT(GPT)、AST(GOT)

基準値
ALT：30 U/L以下
AST：30 U/L以下

肝臓病が疑われる目安
➡ それぞれ基準値よりも高い

どちらも肝細胞に含まれている酵素。肝細胞が破壊されると、中から漏れ出して数値が上昇する。2023年の「奈良宣言」より、ALTが30U/Lを超えたら、かかりつけ医を受診するよう推奨されている。

❷ γ-GTP(γ-GT)

基準値
50 U/L以下

肝臓病が疑われる目安
➡ 200U/L以上で❶が基準値より高い

胆管で作られる酵素。肝臓の解毒作用にかかわり、お酒の飲みすぎ、薬剤の影響によって数値が上昇する。AST、ALTとセットでγ-GTPが上昇する場合は、脂肪肝や薬剤性肝障害が疑われる。

❸ 血小板数

基準値
14.5〜32.9
$\times 10^4/\mu L$

肝臓病が疑われる目安
➡ 基準値よりも低い

肝炎になって肝臓の線維化が進むと、血液の凝固にかかわる血小板の数が減少する。肝炎ウイルスに感染しており、血小板の数値が低下した場合はB型・C型肝炎がかなり進行していると考えられる。

❹ 総ビリルビン

基準値
0.4〜1.5mg/dL

肝臓病が疑われる目安
➡ 1.5mg/dL以上で❶が基準値より高い

ビリルビンは、赤血球のヘモグロビンが分解したときに発生する黄色い色素。増えすぎると黄疸が現れる。ALT、ASTとセットで総ビリルビンが上昇した場合は、肝硬変が進行している可能性が高い。

● そのほかの血液検査項目

	基準値	解説
❺総コレステロール	142〜248mg/dL	血液中に含まれているすべてのコレステロール
❻アルブミン	3.9g/dL以上	肝臓で作られるたんぱく質
❼ ChE（コリンエステラーゼ）	男性：240〜486 U/L 女性：201〜421 U/L	肝臓で作られる酵素
❽ ALP（アルカリホスファターゼ）	106~322 U/L	胆管で作られる酵素
❾ LD（LDH・乳酸脱水素酵素）	124~222 U/L	糖をエネルギーに変換する酵素

※基準値は、①〜③、⑥は日本人間ドック学会「判別区分（2023年版）」、ほかは武蔵野赤十字病院「検査値案内（2019年）」の値。医療機関により基準値は異なる。

γ-GTPはお酒の飲みすぎ度を表す数値で、ALTやASTとセットで高ければ脂肪肝や薬剤性肝障害の疑い大

肝機能を調べる数値として一般的に認知度が高いのは、**「γ-GTP《ガンマ》」**（正式にはガンマ-グルタミルトランスペプチダーゼという）でしょう。日ごろの会話で「最近はお酒を飲みすぎたせいか、健康診断でγ-GTPが上がっていた」と口にする人も珍しくありません。実際にγ-GTPは、飲酒習慣のレベルを表す指標でもあり、飲酒量が多ければ数値が上がり、少なければ下がります。

γ-GTPは胆管から分泌《ぶんぴつ》される酵素で、たんぱく質を分解してアミノ酸を生成するほか、肝臓の解毒作用にかかわっています。アルコールの分解もγ-GTPが担っている解毒作用の一つです。

胃や小腸から吸収されたアルコールは、門脈を通って肝臓に運ばれ、アセトアルデヒド➡酢酸《さくさん》➡二酸化炭素と水に分解されます。適量の飲酒ならアルコールの分解は正常に行われますが、お酒を飲みすぎると肝臓がダメージを受けて肝細胞

肝臓でのアルコール分解

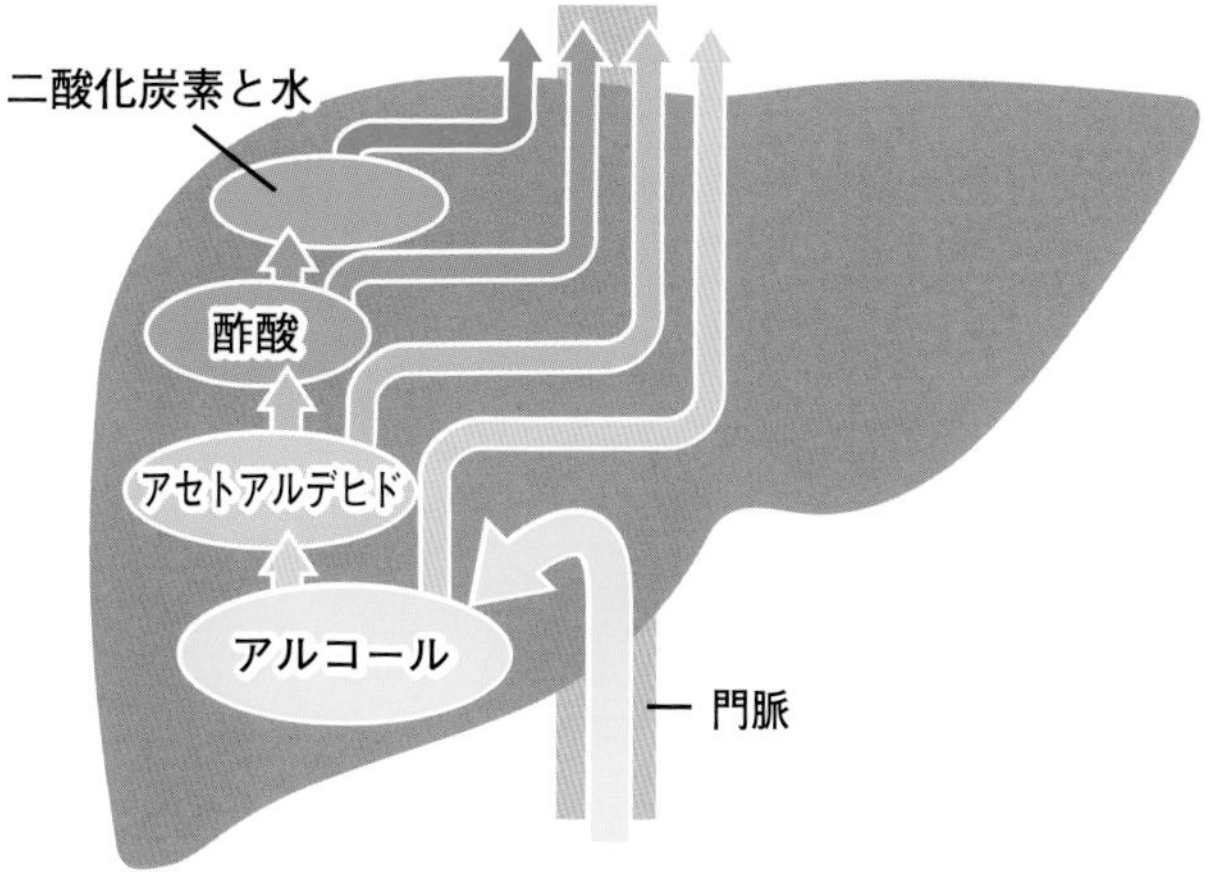

肝臓に運ばれたアルコールは、アセトアルデヒド➡酢酸➡二酸化炭素と水の順に分解される。多量飲酒で肝細胞が壊れるとγ-GTPが漏れ出て数値が高くなる。

からγ-GTPが漏れ出て数値が上昇するのです。

γ-GTPの基準値は、50U／L以下（日本人間ドック学会の判別区分※）で、男性のほうが高い傾向にあります。**一般的にγ-GTPが100U／L以上なら飲みすぎで、200U／L以上なら肝臓病の疑いが濃厚といえます。**

肝機能の主な血液検査項目でγ-GTPだけが単独で高ければアルコール性肝障害と考えられ、ALT、ASTもセットで高ければ、脂肪肝や薬剤性肝障害の可能性が高くなります。

また、**γ-GTPが200U／L以上になると、肝硬変、肝臓がんのリスクが高くなるほか、胆石や胆道がんが起こりやすいので要注意です。**

γ-GTPは、節酒あるいは禁酒すれば低下するので、お酒の飲みすぎを見直すことが重要になります。

※医療機関により基準値は異なる。

あなたの肝臓に脂肪はたまっているか、脂肪肝になりやすいか危険度がすぐわかる「隠れ脂肪肝チェック」

脂肪肝を招く大きな要因は飲酒ですが、お酒を飲まない人でも食べすぎや運動不足で肝臓に脂肪がたまることがあります。これを「非アルコール性脂肪性肝疾患」（ＮＡＦＬＤ《ナッフルディー》）といい、日本で急増していることは第2章で説明したとおりです。脂肪肝は自覚症状がほとんどないため、多量飲酒や食べすぎ、運動不足といった悪しき生活習慣に無頓着でいると「隠れ脂肪肝」になり、知らぬまに本格的な肝臓病へ進行する怖れがあります。

そこで、ふだんの飲酒状況と生活習慣を点数化し、脂肪肝の有無を自己診断できる**「隠れ脂肪肝チェック」**を試してください（次ページ参照）。隠れ脂肪肝チェックでは、合計点によって脂肪肝リスクが**「低」「中」「高」の3段階で評価**されます。**合計点が8点以上の場合は脂肪肝のリスクが「高」と判定されるので、お酒や甘い物を控えて運動を心がける必要があります。**

隠れ脂肪肝チェック

❶〜❼の質問について当てはまる回答を選び、最後に合計点を確認します。

❶	お酒を多量に飲む頻度はどのくらいですか？※	ほぼ毎日（８点）	週３回程度（３点）	週１回程度（２点）	多量に飲むことはない（０点）
❷	ジュースなどの甘い飲み物を飲みますか？	毎日飲む（３点）	ときどき飲む（２点）	ほとんど飲まない（０点）	
❸	寝る前２時間以内に食事（または夜食）をとりますか？	毎日食べる（３点）	ときどき食べる（２点）	ほとんど食べない（０点）	
❹	車やエレベーターをよく利用しますか？	ほとんど毎日（２点）	ときどき利用（１点）	利用しない（０点）	
❺	20歳のときの体重より10kg以上増えましたか？	増えた（２点）	増えていない（０点）		
❻	たんぱく質の多い食品（肉・魚・卵・豆製品）をよく食べていますか？	ほとんど食べない（２点）	あまり食べない（１点）	よく食べる（０点）	
❼	睡眠時間はどのくらいですか？	６時間未満（１点）	６時間以上（０点）		

※日本酒３合以上、ビール大瓶３本以上

［❶　点］＋［❷　点］＋［❸　点］＋［❹　点］＋［❺　点］＋
［❻　点］＋［❼　点］　＝合計　点

0〜5点 脂肪肝リスク・低

あなたの肝臓は、健康である可能性が高いでしょう。現在の食習慣を維持しながら運動に励み、十分な睡眠を取りましょう。

6〜7点 脂肪肝リスク・中

肝臓に脂肪がたまりやすい傾向が日常生活に見られます。お酒、甘い物のとりすぎに注意し、生活習慣を見直しましょう。

8点以上 脂肪肝リスク・高

肝臓に脂肪がたまりやすい生活習慣なので脂肪肝の可能性が高いでしょう。お酒、甘い物を控え、運動を心がけてください。

チェック表の結果はあくまで目安です。

肝硬変が進んで肝機能が低下すると総ビリルビン値が高くなり、黄疸や紅茶色の濃いおしっこが出るなら要注意

肝臓は再生能力が高いので、肝炎によるダメージを受け、肝細胞が壊れても修復して肝機能を維持することができます。しかし、修復をくり返して組織の線維化が進むと、カチカチに硬くなってサイズも小さくなり、徐々に肝臓としての役割を果たせなくなります。この状態が「肝硬変」です。

肝硬変は、軽度➡中等度➡高度と段階的に悪化していきます。軽度は、黄疸《おうだん》などの症状がまだ現れておらず、肝機能がかろうじて維持されている状態で**「代償性肝硬変」**といいます。他方、中等度、高度は、すでに肝機能が著しく低下しており、さまざまな症状が現れる状態で**「非代償性肝硬変」**といいます。

このように、肝硬変は無症状の軽度から、肝性脳症、腹水などの症状が次々と現れる中等度、高度まで幅があります。そのため、肝臓の衰えに無自覚でいると知らぬまに末期の非代償性肝硬変になり、命にかかわる危険が大きくなります。

肝硬変の重症度分類

● 各項目の点数を合算し、該当する重症度を確認します。

	1点	2点	3点
肝性脳症	なし	軽度	時々昏睡
腹水	なし	軽度	中程度以上
血清ビリルビン値（mg/dL）	2.0未満	2.0〜3.0	3.0超
血清アルブミン値（g/dL）	3.5超	2.8〜3.5	2.8未満
プロトロンビン活性値（%）	70超	40〜70	40未満

5〜6点 グレードA（軽度）

軽度の肝硬変で、肝機能がまだどうにか保たれている状態。専門的には、代償性肝硬変という。

7〜9点 グレードB（中等度）

中レベルの肝硬変で、軽度の合併症（症状）が現れる状態。専門的には、非代償性肝硬変という。

10〜15点 グレードC（高度）

重度の肝硬変で、肝機能を維持できず合併症が次々と現れる状態。これも非代償性肝硬変という。

実は、症状のない段階であっても肝硬変のサインは血液検査に現れます。それは、**「総ビリルビン」**（45ページ参照）です。**総ビリルビン値が3㎎／dLを超えると黄疸《おうだん》が現れたり、濃い紅茶色をした尿（ビリルビン尿）が出たりするようになります。**総ビリルビンが基準値を超えたら**肝硬変**を疑い、黄疸の有無や尿の色に注意したほうがいいでしょう。

肝硬変が疑われる場合は、症状のレベルや血液検査の結果を点数化し、重症度を分類します（上の表参照）。これは、医療現場で用いられている肝硬変の分類法で**「チャイルド・ピュー分類」**といいます。

できるだけ早期に肝硬変の予兆を察知し、適切な治療を受けることが肝心です。

肝硬変や肝臓がんを招く肝臓の線維化がどれだけ進んでいるか血液検査値から計算できる「肝硬変の進行度チェック」

脂肪肝の有無は、血液検査や腹部超音波検査などでわかりますが、脂肪肝炎かどうかは肝生検（肝臓に針を刺して組織の一部を採取する検査）をしなければ正確に判別できません。肝生検は入院が必要なうえ、患者さんの体力的な負担が重いので気軽には行えません。そのため、脂肪肝が見つかったら、定期的に血液検査や画像検査を受け、**肝炎や線維化が進んで肝硬変に進行していないかを確認**する必要があります。肝硬変になると**食道静脈瘤《りゅう》**、**腹水**、**肝性脳症**といった深刻な合併症が起こり（50ジペー参照）、肝臓が

肝硬変の合併症と治療法

食道静脈瘤	● 内視鏡的硬化療法（EIS） ● 内視鏡的結さつ術（EVL） ● 外科手術
腹水	● 減塩食　● 利尿剤の投与 ● アルブミンの点滴 ● シャント術
肝性脳症	● たんぱく質の制限 ● アミノ酸製剤（経口、点滴） ● 合成２種類抗生剤の投与 （ラクツロース、ラクチトール）

肝硬変の進行度チェック

● 血液検査結果の項目（AST、血小板数、ALT）と年齢を計算式に代入し、割り出した数値を確認します。

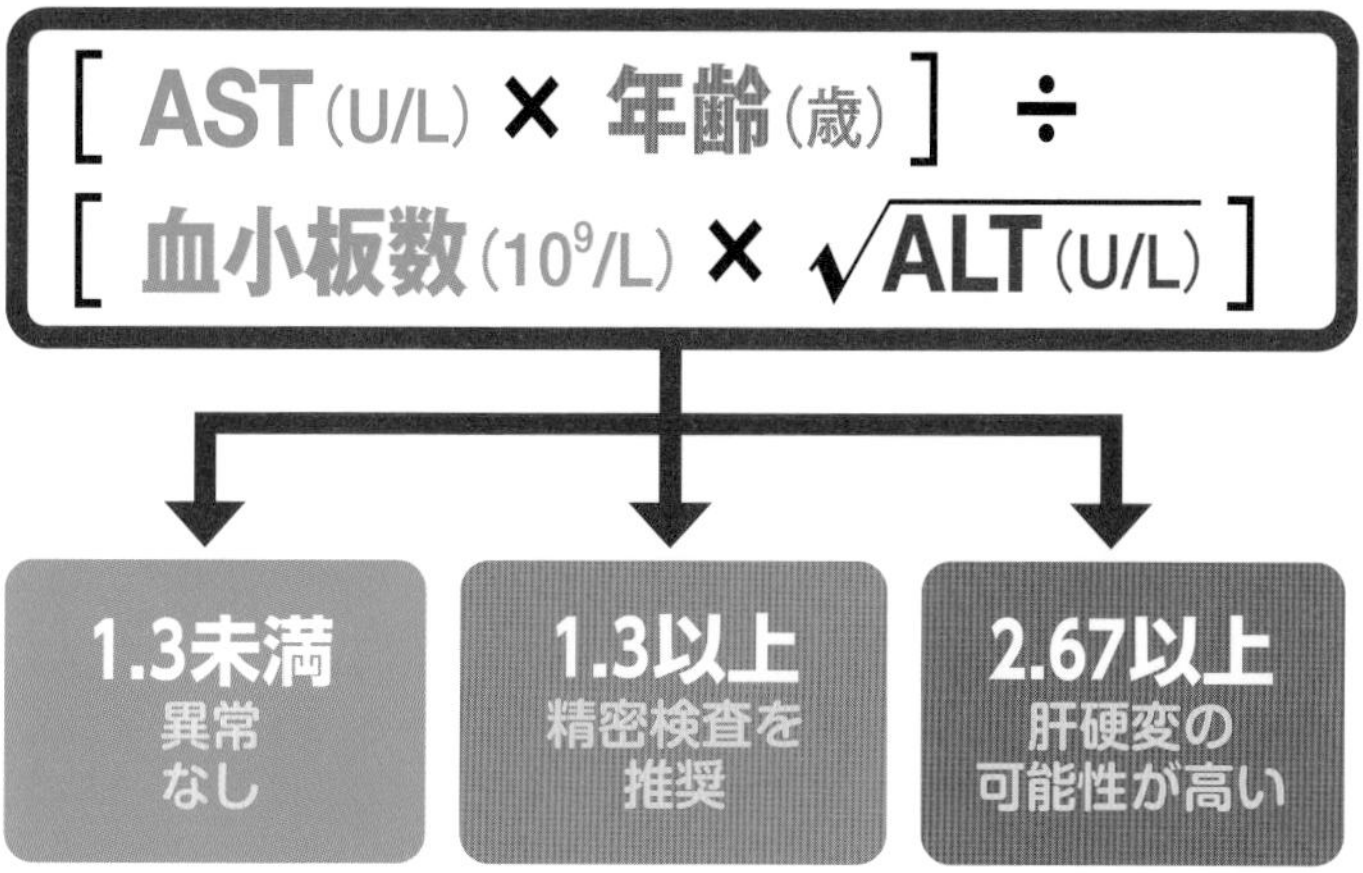

んを発症することもあるので注意しなければなりません。

実は、脂肪肝炎かどうか、肝臓の線維化がどれくらい進んでいるかが、ある程度わかる自己診断法があります。それは、**「肝硬変の進行度チェック」**です（正式には**FIB-4 index**《フィブフォーインデックス》という。上の図参照）。

肝硬変の進行度チェックでは、血液検査値のAST、血小板数、ALTと年齢を計算式に代入し、割り出した数値で肝臓の状態を評価します。1・3未満なら肝硬変の心配はありません。しかし、1・3以上は線維化が認められ、2・67以上なら肝硬変の可能性が高いといえます。

肝硬変の進行度チェックの計算式は難しいので、**自動で計算結果が表示されるインターネットサイト**を利用するといいでしょう。日本肝臓学会の「FIB-4 index計算サイト」（https://www.jsh.or.jp/medical/guidelines/medicalinfo/eapharma.html）がおすすめです。

中性脂肪が150㎎／dL超えの状態を放置すれば脂肪肝・内臓脂肪太りが進み虚血性心疾患や肝炎、がんも招く

ＡＬＴ、ＡＳＴ、γ《ガンマ》-ＧＴＰとともに肝臓の状態を評価する指標となるのが、**「中性脂肪」**（トリグリセライド）です。中性脂肪は、血液中に存在する脂質の一種で、糖質と同じように体の貴重なエネルギー源となります。

中性脂肪の基準値は30～１４９㎎／dL。その上限を超えると血液中に中性脂肪がだぶついて、内臓脂肪太りや脂肪肝が多発するようになるのです。

脂肪肝と中性脂肪には相互関係があり、血液中に中性脂肪が多いと脂肪肝になるリスクが上がり、脂肪肝になると血液中の中性脂肪が増える要因になります。これは、肝臓の働きが低下して脂質を代謝する能力が低下しているからです。

いずれにせよ、**中性脂肪値が１５０㎎／dLを超えた状態を放置すると、内臓脂肪が増えて心筋梗塞《こうそく》などの虚血性心疾患を招いたり、脂肪肝から脂肪肝炎、肝硬変、肝臓がんに進行したりすることがあるので注意しなければなりません。**

第4章

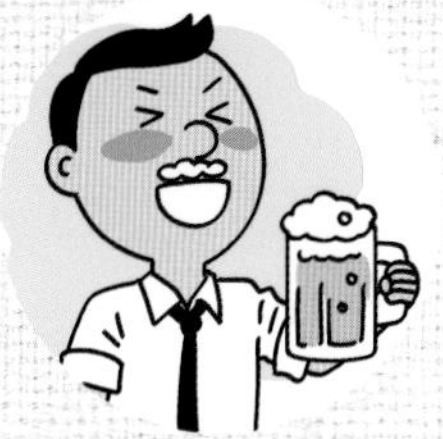

肝臓の名医が伝授！100歳まで病気にならず元気な肝臓でいられるお酒の飲み方

加藤眞三　慶應義塾大学名誉教授
エムオーエー高輪クリニック院長

栗原 毅　元東京女子医科大学教授
栗原クリニック東京・日本橋院長

なんと1週間に純アルコール量450g未満の飲酒では飲まない人より死亡率が低いが、大腸や食道などのがんのリスクは高まる

お酒は「百薬の長」といわれますが、当然、アルコールによる病気のリスクはあるわけですから、今お酒を飲んでいない人に、薬代わりにお酒をすすめるようなことはありません。ここでは、すでにお酒を飲んでいる人に向けて、どのくらいなら飲みつづけても大丈夫なのかについてアドバイスしたいと思います。

まず、どのくらいの量を飲むと危険なのか、飲酒量と死亡リスクについて２０１８年に報告された調査結果を見てみましょう（次ページ参照）。このデータは約10万人の日本人をおよそ18年間追跡したコホート研究による調査結果で信頼できるものです。この研究では飲酒量ごとの全死亡リスクや死因別の死亡リスクが調べられていますが、飲酒量の最も多いグループは全死亡リスクも死因別の死亡リスクも断トツで高くなっており、これは当然の結果といえるでしょう。

ところが意外なことに、**少量・中量の飲酒量では、飲まない人よりも死亡リス**

飲酒量と死亡リスク

●飲酒量と全死亡リスク

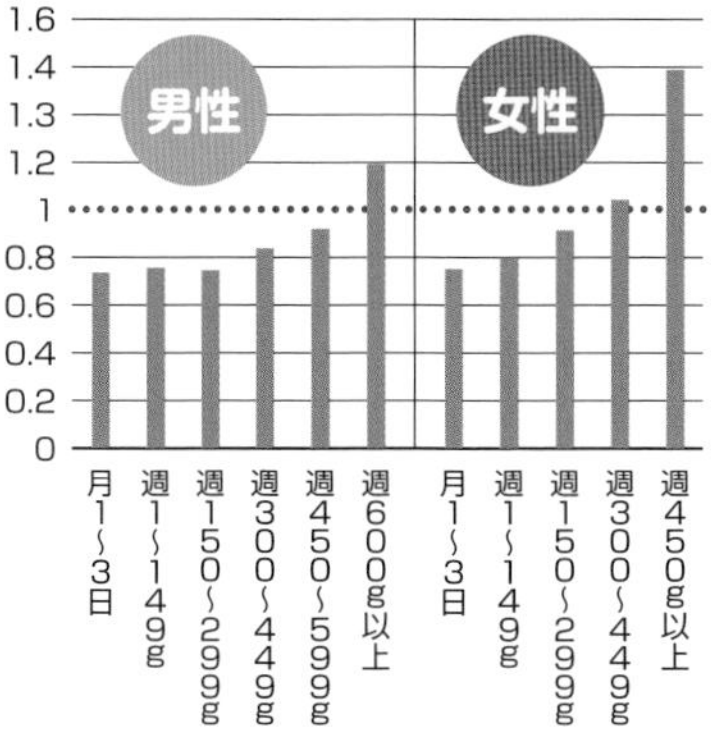

●飲酒量と死因別死亡リスク

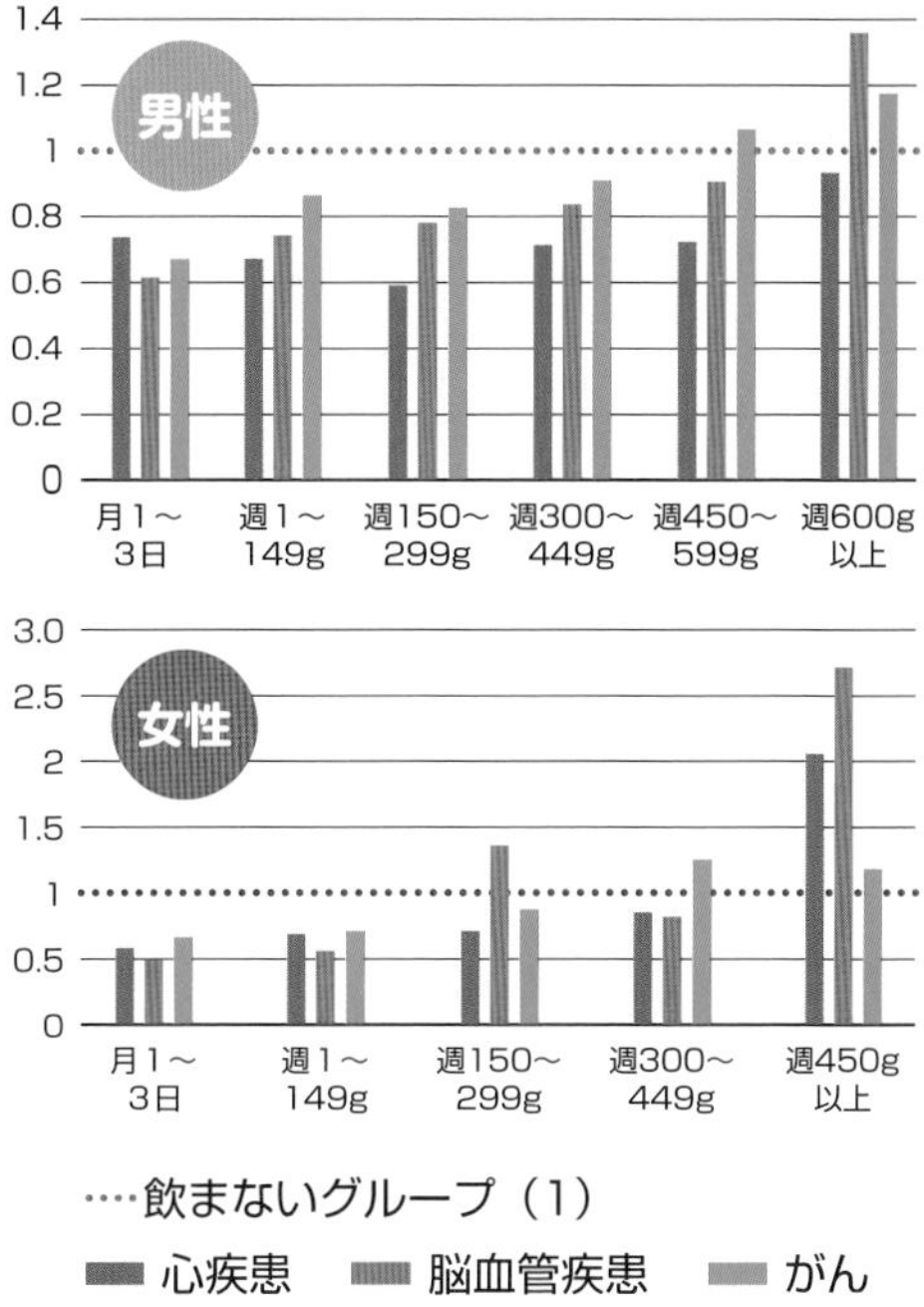

国立がん研究センターによる多目的コホート研究（JPHC）の結果。飲酒量と全死亡リスク（上）と、死因別死亡リスク（右）。1（点線）がお酒を飲まない人の死亡リスクを表す。女性のほうが少ない飲酒量でも死亡リスクが高い。

クが低いという結果になっています。例えば死因別死亡リスクを見ると、週に純アルコール量で450g未満の飲酒量の男性（女性なら150g未満）はすべて、飲まない人より死亡リスクが低くなっているのです。

特に心疾患《しっかん》では少量・中量の飲酒による死亡リスクが低い傾向がありますが、それらの理由として、調査した研究グループでは、**抗炎症作用**や**善玉コレステロール（HDL）の増加**、**血液凝固性の低下**といった影響の可能性をあげています。

ただし、こうした結果は多く

Eiko Saito et al.Impact of Alcohol Intake and Drinking Patterns on Mortality From All Causes and Major Causes of Death in a Japanese Population,J Epidemiol 2018;28(3):140-148

の人のデータをまとめて処理した統計的な話なので、一人ひとりに当てはまるわけではありません。また、病気の種類を詳細に見た場合には、リスクが変わってきます。例えば、この調査で示されたがんの死亡リスクはあらゆる部位のがんをまとめた結果ですが、お酒によるがんのリスクは体の部位によって異なります（68ページ参照）。

お酒が原因のがんは、**口腔**《こうくう》や**咽喉**《いんこう》、**咽頭**、**食道**、**胃**、**大腸**といった**消化器でのリスク**が高く、厚生労働省の「飲酒ガイドライン」では、男性の場合、食道や胃ならほんの少しの飲酒でもリスクが高まるというデータを提示しています（上の表参照）。このように、飲酒のリスクは病気の種類や発症部位によって異なるうえ、その人の遺伝・環境的要因や生活習慣にも左右されるので、常に自分の体と相談しながら飲酒量を管理する必要があるのです。（加藤眞三）

飲酒量とがんの発症リスク

疾病名	飲酒量（純アルコール量〈g〉）	
	男性	女性
胃がん	少しでもリスク	150g／週(20g／日)
肺がん（喫煙者）	300g／週(40g／日)	データなし
大腸がん	150g／週(20g／日)	150g／週(20g／日)
食道がん	少しでもリスク	データなし
肝がん	450g／週(60g／日)	150g／週(20g／日)
前立腺がん（進行がん）	150g／週(20g／日)	データなし
乳がん	データなし	100g週(14g／日)

「健康に配慮した飲酒に関するガイドライン」厚生労働省より改変

γ-GTPやALT、ASTなどが基準値超なら摂取する純アルコール量を1日20g以下に抑えよ

純アルコール量の計算方法

お酒の量（mL）× アルコール度数（%）÷100×0.8
（÷100：アルコール濃度　×0.8：アルコール比重）

＝純アルコール量

例えば…

生ビールロング缶（500mL）の場合
500（mL）×5（%）÷100×0.8＝20（g）

ワイン グラス1杯（100mL）
100（mL）×12（%）÷100×0.8＝9.6（g）

お酒を飲んでいる人で、血液検査のγ《ガンマ》-GTPやALT、ASTなどの肝機能の検査値が基準値を超えていたなら、お酒の量を減らす必要があります。では、どのくらい減らせばいいのでしょうか。

お酒といっても、アルコール度数が5度程度のビールから40度以上のウイスキーやブランデーまで、さまざまな種類があります。そこで、**飲酒量を考えるときには、お酒に含まれる「純アルコール量」を基準にします。** そうすれば、お酒の種類の違いに関係なく、アルコール摂取量を把握できます。

純アルコール量は、上に示した計算式で算出することが

お酒に含まれるアルコール含有量の目安

	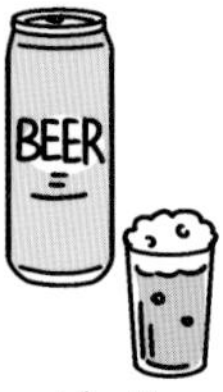 ビール ロング缶1本 （中ビン1本）	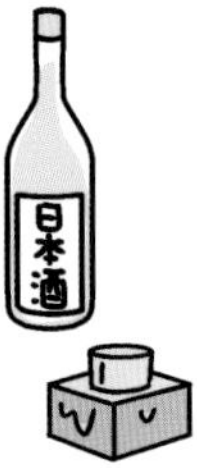 日本酒1合	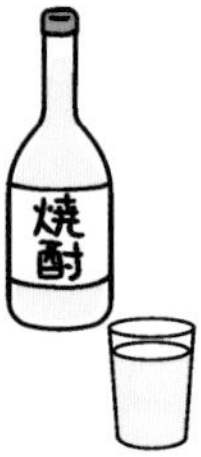 焼酎1杯	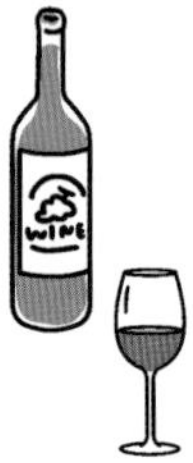 ワイン1杯	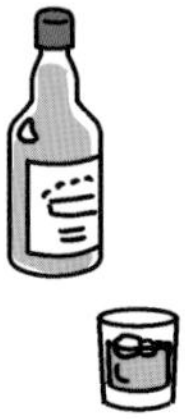 ウイスキー ダブル1杯
量	500mL	180mL	180mL	100mL	60mL
アルコール度数	5%	15%	25%	12%	40%
アルコール含有量	20g	22g	36g	10g	19g

※純アルコール量を大まかに把握するために「ドリンク」という単位を使うことがあり、日本の場合、1ドリンクは純アルコール量10gに相当する。

純アルコール量20g（2ドリンク※）の目安				
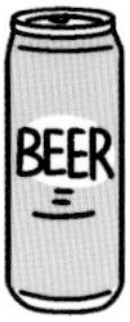 ビール ロング缶1本	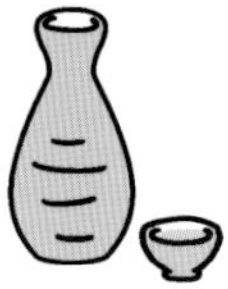 日本酒 1合弱	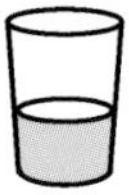 焼酎 コップ1/2	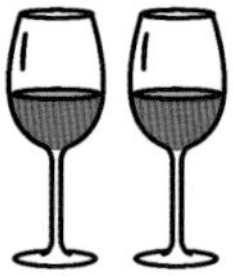 ワイン グラス2杯	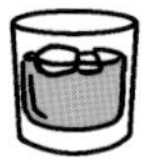 ウイスキー ダブル1杯

（注）市販のお酒のアルコール度数は商品によって異なるため、純アルコールの量はあくまで目安です。

できます。例えばビール（アルコール度数5度）のロング缶（500mL）の純アルコール量は、500（mL）×5（%）÷100×0・8＝20で、純アルコール量は20gということになります。

国民健康づくり運動「健康日本21」によると、節度ある適度な飲酒量は純アルコール量で1日「20g」程度とされています。**肝機能の検査値が気になる人は、純アルコール量20g以下を目指すといいでしょう**。上に主なお酒のアルコール含有量の目安を示したので、参考にしてください。（加藤眞三）

肝機能の数値が正常な人でも飲みすぎは肝臓に毒で、お酒をおいしくないと感じたら飲酒しないほうがいい

肝機能が衰えている人は、飲酒量を減らして肝臓をいたわってあげる必要があります。では、肝機能の検査値が基準値内の人ならいくら飲んでもかまわないかというと、そういうわけではありません。肝機能が正常な人でも、アルコールの分解酵素の働きには個人差があり、比較的少量のお酒でも肝臓にとって毒となり、心身に悪影響を及ぼすことがあります。特に、**お酒を飲むとすぐに顔が赤くなるような人は分解酵素の働きが弱い可能性があるので、飲酒を控えるか、飲むとしても少量に抑えることをおすすめします。**

また、飲酒のリスクはその日の体調にも左右されます。何らかの病気にかかっている場合には、過度の飲酒によって免疫力が低下して感染症にかかりやすくなるなどのリスクが高まります。**いつもおいしく飲んでいるお酒がまずいと感じるときは不調のサインかもしれないので、飲酒を控えたほうがいいでしょう。**

休肝日が必要なのは多量飲酒者だけで、飲まない日を作るより1週間単位で酒量を管理するほうがストレスもなく合理的

純アルコール60g（6ドリンク）の目安

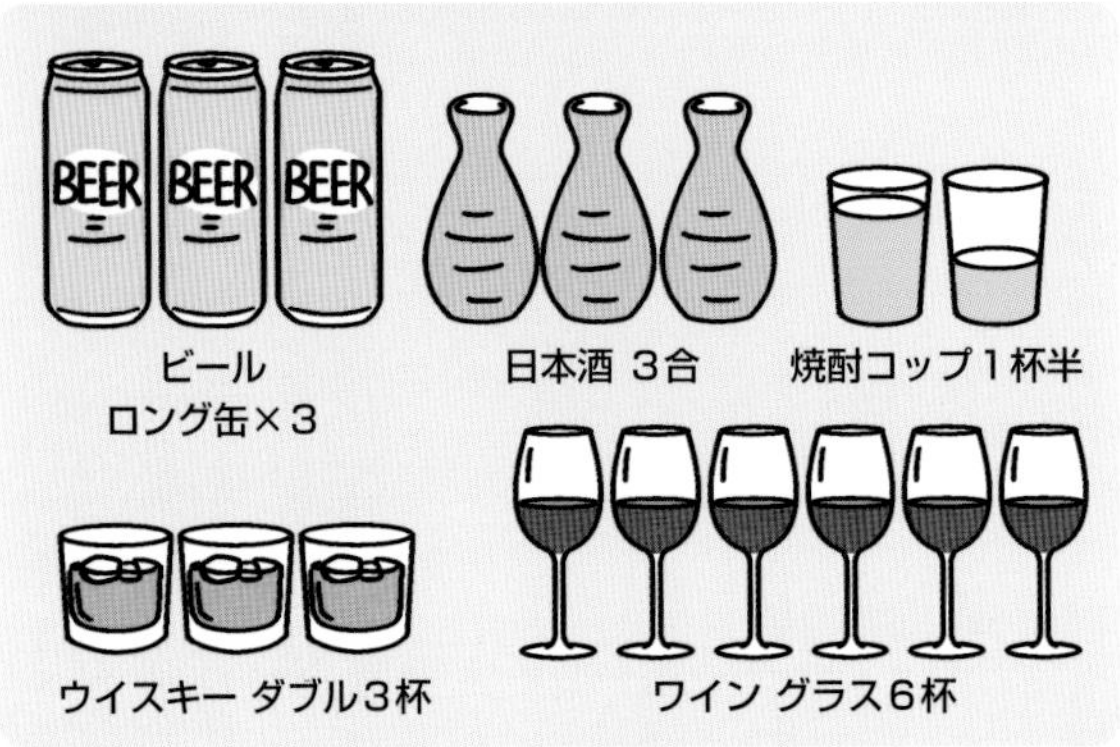
BEER
ビール
ロング缶×3
日本酒 3合
焼酎コップ1杯半
ウイスキー ダブル3杯
ワイン グラス6杯

※日本の場合、1ドリンクは純アルコール量約10gに相当。

「週に2日は休肝日」とよくいわれますが、休肝日を設ける必要があるのは毎日浴びるようにお酒を飲む人（多量飲酒者）くらいで、それ以外の人には必要ありません。それよりも、**飲酒量（純アルコール量）で管理するほうが理にかなった方法**です。というのも、休肝日さえ設ければ、それ以外の日はいくらでも飲んでもかまわないと思う人がいるからです。

肝臓を1週間に数日休ませても、トータルの飲酒量が多ければ本末転倒です。**無理に飲まない日を作るよりは、1週間単位で飲酒量をコントロールするほうがストレスもなく合理的といえるでしょう。**（加藤眞三）

1度に純アルコール量60gを超える多量飲酒は脳卒中・事故などで命を落とす危険大で、20年続ければ依存症も招く

お酒を飲むうえで最も気をつけたいのが、一気に多量飲酒（一度に純アルコール量60gを超える飲酒）をすることです。米国では2時間以内に男性で5ドリンク（70g）、女性で4ドリンク（56g）摂取することを**ビンジ飲酒**と呼び、危険視されています（※）。短時間での多量飲酒は死亡事故や脳卒中、心血管疾患《しっかん》を招くため、**一度に60gを超える飲酒はさけましょう。**

また、**多量飲酒が習慣化すると、男性で20年、女性はその半分の期間でアルコール依存症になるといわれています。**

２０１３年の調査では、日本人の約１００万人が依存症で、依存症予備群は約１０００万人にも及ぶと推計されています。依存症になってしまえば断酒せざるを得ません。そうならないためにも、ふだんから節度ある飲酒を心がけてください。（加藤眞三）

●アルコール依存症と予備群

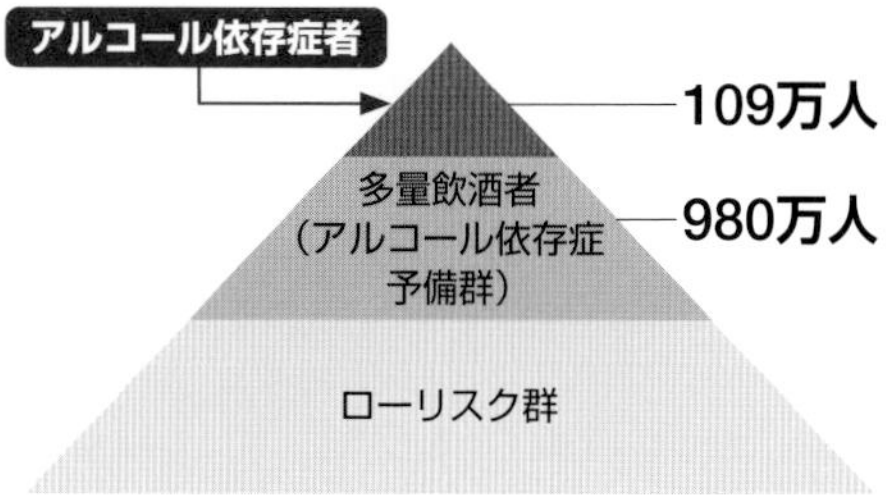

厚生労働省研究班調査（2013年）

※ 米国での1ドリンクは純アルコール量で約14gに相当（日本では10g）。

長生きしたければ純アルコール量1日20g以下に抑え、急な節酒が難しければまずは純アルコール量1日40～60g以下の飲酒を目標にする

お酒による健康障害のリスクはかなり個人差が大きく、誰にとってもリスクのない飲み方というのは存在しません。ですから、ここでは多くの飲酒者にとって低リスクである飲み方についてアドバイスしたいと思います。

どんな食品も量によっては毒となります。お酒の場合は、1日に純アルコール量60gを超える多量飲酒は明らかに毒になると考えられます。どのくらいの飲酒ならいいかについては、「健康日本21」（厚生労働省）で「節度ある飲酒量」として示された**1日20g以下を目安**とするといいでしょう。これはビールのロング缶1本分に相当します。**できるだけ長生きしたいならこのくらいがベスト**です。

今までかなりの量を飲んでいた人にとっては、ここまで大幅な節酒をするのが難しいかもしれません。そうした人は、**まずは1日40～60g以下を目指し、60gを超えないように節酒することをおすすめします**。

（加藤眞三）

接待などで純アルコール量が1日60gを超えたら翌日からお酒を控えて1週間の総量を男性420g・女性210g以下に抑えよ

寿命を縮めずにお酒を楽しむなら「1日に純アルコール量20g程度」「1日60gを超えないように」と述べてきましたが、薬のように「用法用量を守って毎日20g摂取しましょう」というわけではありません。お酒はあくまで嗜《し》好《こう》品ですから、その日の体調や気分に合わせて楽しみたいものです。飲み会や接待などでは、ついつい飲酒量が増えてしまうこともあります。そのような場合を考慮して、**飲酒量を1週間単位で管理すると、節酒のストレスが軽減します。**

もし、1日60gを超えてしまう飲酒をしたら、その翌日からしばらく飲酒量を減らして、飲みすぎにならないように1週間で男性なら420g以下、女性なら210g以下に抑えるように帳尻を合わせるようにするのです。なお、女性のほうが量が少ないのは、ホルモンの働きや分解できるアルコール量が少ないことなどの影響で、男性よりもアルコールの害を受けやすいためです。

（加藤眞三）

肝臓を傷めない飲み方は「ゆっくり」「薄め」で、お酒と同量の水を飲んで心筋梗塞や脳血栓を招く脱水状態を防げ

肝臓はとても働き者の臓器で、24時間、次から次へと送られてくる栄養素を代謝・貯蔵し、毒素を分解し、胆汁を生成・分泌《ぶんぴつ》するなど、実に多くの仕事をこなしています。このようにただでさえ忙しいところに、アルコールを処理する仕事まで加わったら肝臓はどんどん疲弊してしまいます。

肝臓が1時間で処理できるアルコールの量については16ページで説明しましたが、**簡便に算出する方法**もあります（左ページ上の計算式を参照）。この計算法では、1時間で分解できる純アルコール量（g）を体重（kg）×0・1とします。例えば体重40kgの人なら、40×0・1＝4なので、1時間で純アルコールを4g分解できます。ですから、ビールのロング缶（500mL）を飲んだ場合、その純アルコール量は20gなので（60ページ参照）、20÷4＝5となり、分解には約5時間かかることがわかります（※1）。

※1 ほかに1時間で分解できる純アルコール量を4gとする計算方法などもある。

アルコールの分解にかかる時間の計算法

分解にかかる時間（時間） ＝ $\dfrac{\text{摂取した純アルコール量（g）}}{\text{体重（kg）} \times 0.1}$

体重40kgの人が純アルコール量20gを摂取したとすると、20÷(40×0.1)=5なので5時間となる（純アルコール量はg単位、体重はkg単位であることに注意）。

●アルコールの消失速度　遅い → 速い

性別	女性	男性
年齢	高齢者・若年	中年
体の大きさ	小さい	大きい
フラッシング反応（※2）	あり	なし
食事	空腹時	食後
睡眠	睡眠時	覚醒時

なお、アルコールが体から抜ける速度（消失速度）は、男性より女性、若い人より高齢者のほうが遅いなどの違いがあることが知られています（左の表参照）。このように個人差が大きいので、計算結果はあくまで目安ととらえてください。

肝臓に負担をかけない飲み方は、アルコールの消失速度を考えて「ゆっくり」と飲むこと、そして、お酒に含まれる純アルコール量を減らして「薄め」にするのがポイントです。

また、アルコールをとると利尿作用が高まって脱水状態になり、心筋梗塞《こうそく》や脳血栓を招きやすくなります。これをさけるには、お酒を飲むときに**飲酒量と同量の水を飲む**ようにするといいでしょう。（加藤眞三）

※2 お酒を飲んだときに顔面紅潮や吐きけ、動悸、頭痛などが起こること。

強いお酒は喉頭や食道を傷めがんのリスクを高めるため、水割りや炭酸割りで度数を10度未満にするのが賢明

アルコールや、アルコールが体内で分解してできるアセトアルデヒドには、発がん性があるといわれています。WHO（世界保健機関）は、飲酒によって口腔《こうくう》や咽頭《いんとう》、食道、肝臓、大腸、女性の乳房などの部位に発がんのリスクがあると発表しています。このことは、日本人を対象にした研究でも明らかになっています（左ページの図参照）。

これを見ると、お酒の通り道である消化器系のがんが多く、**特にお酒の度数が高い状態で通る食道や口腔・咽頭といった部位で、がんのリスクが高くなっている**のがわかります。食道は1・45と最もリスクが高くなっていますが、これは食道が食べ物や飲み物の影響を受けやすいからです。アルコールに限らず、**たばこ、辛いもの、熱いもの**なども食道がんの原因になるといわれています。

お酒に強い人は、アルコール度数の弱いお酒では物足らず、つい強いお酒を飲

んでしまいがちです。がんのリスクを下げるには、前項（66ページ）で説明したように、お酒を「薄く」するのが得策です。具体的には、**強いお酒なら水や炭酸水で割って、10度未満に薄めるようにしましょう。**

飲酒でがんになりやすい部位

1日に純アルコール量23g（日本酒1合程度）を10年間飲みつづけたときのがん罹患リスク（オッズ比）。

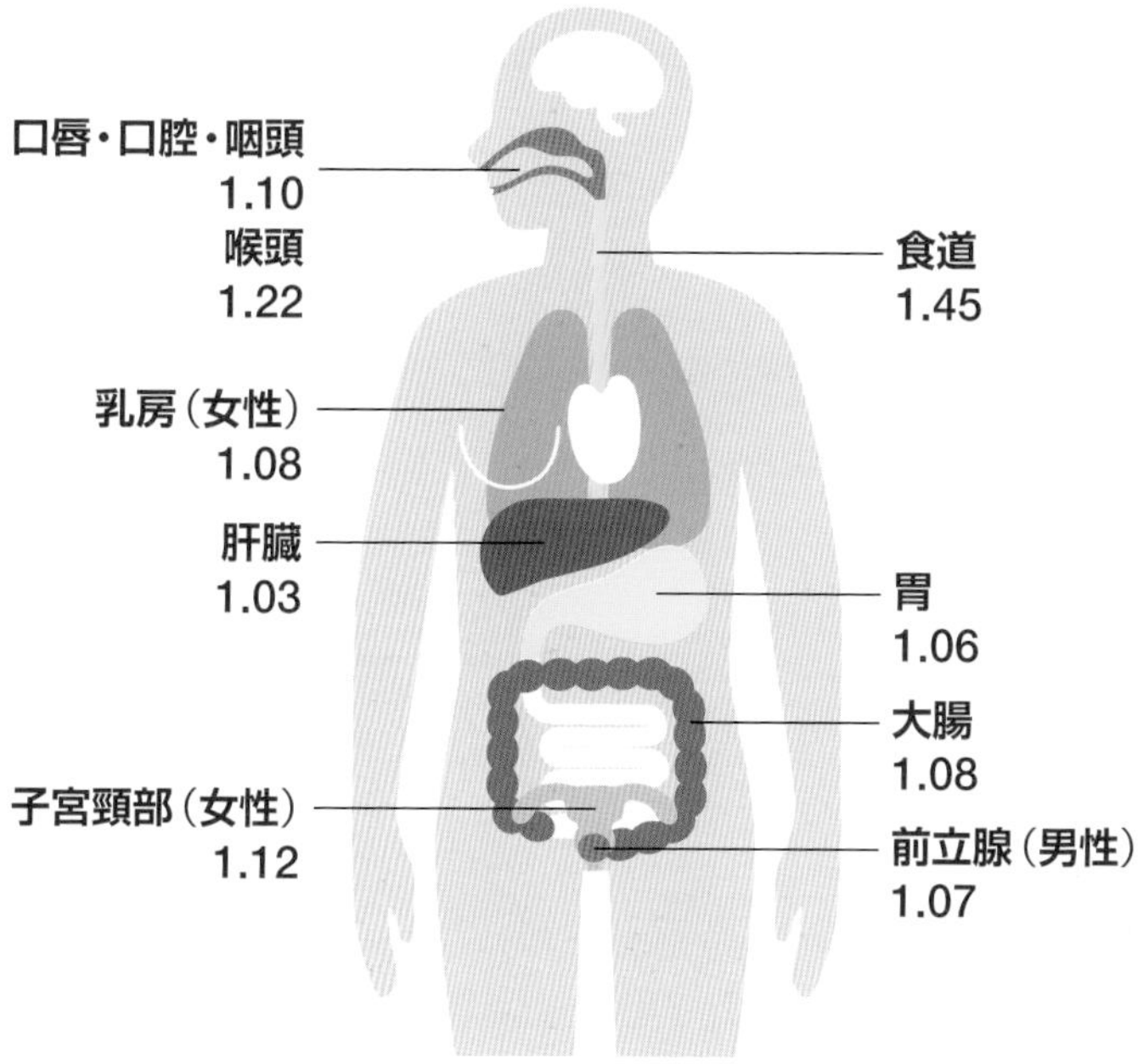

Masayoshi Zaitsu et al.Light to moderate amount of lifetime alcohol consumption and risk of cancer in Japan,Cancer. 2020 Mar 1;126(5):1031-1040

また、アルコールが代謝されてできる「アセトアルデヒド」も、がんを招く原因になります。お酒を飲んだときに顔面紅潮や吐きけ、動悸《どうき》、頭痛などが起こる人（いわゆるお酒に弱い人）は、アセトアルデヒドが体に残りやすいので、低い度数でも短時間にたくさん飲まないように心がけましょう。（加藤眞三）

失敗続きの人でも楽にお酒を減らせて肝機能がみるみるよくなる最新メソッド「スモールステップ節酒法」

みなさんの中には、健康のためにお酒を控えたいと思っても、「やめては飲む」のくり返しという人が多いのではないでしょうか。そのような人におすすめしたい方法が**「スモールステップ節酒法」**です。

スモールステップ（法）というのは、心理学者のバラス・スキナーが提唱した目標設定法です。**難しい目標を達成するためには、目標を小さな課題に細分化して、できることからコツコツと実現していき、小さな成功を積み重ねることでモチベーションを保ちつつ大きな目標を達成するという手法です。これを節酒に当てはめたのがスモールステップ節酒法です**（左ページの図参照）。

図の赤い線は無理な節酒や断酒をした場合、青い線はスモールステップ節酒法の数値の変化を表しています。私はこれまでに大量に飲酒する患者さんと数多く接してきましたが、赤い線のように急にお酒を減らすようなやり方では、肝機能

スモールステップ節酒法による肝機能の変化

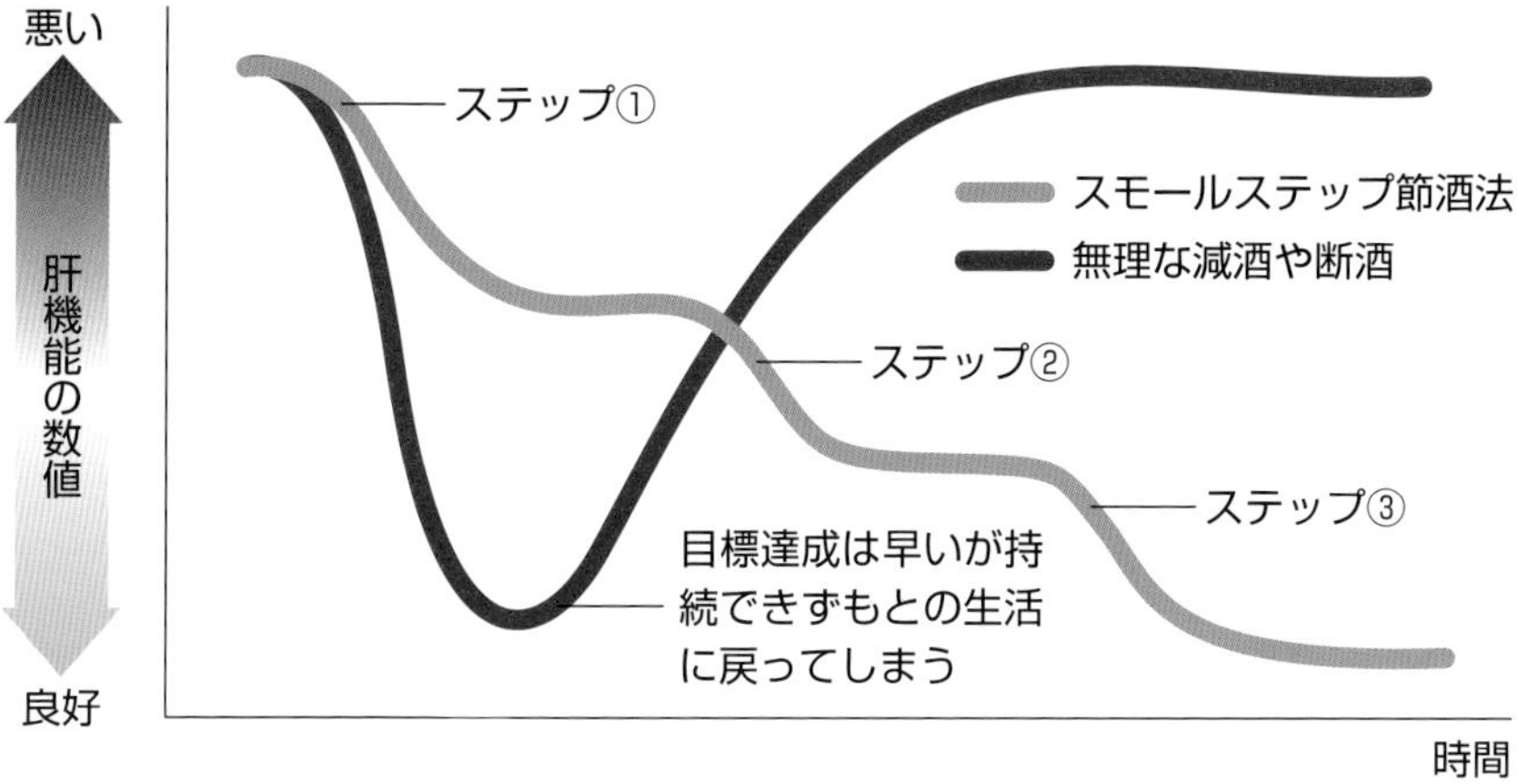

は改善しても、多くの人があっというまにもとの状態に戻ってしまいます。

一方、青い線ではステップ①、ステップ②、ステップ③とスモールステップ（※）をくり返しながら、徐々に肝機能が改善しているのがわかります。

スモールステップの内容は、**「純アルコール摂取量を60gから20gに減らす」「食事を腹八分目に抑える」「運動をする（犬の散歩でもかまわない）」「人付き合いを増やす（人付き合いが苦手な人は趣味でのコミュニケーションを増やす）」**などです。

一つの目標（ステップ）で肝機能が改善しても、続けているうちにだんだん効果が薄れていくので、次の新たなステップを設定し、これを実現していくのです。**何より大切なのは、実現可能な目標を自分で設定すること。そして、「できた」という成功体験をくり返すことなのです。**

（加藤眞三）

※スモールステップ＝「これなら自分でも続けられる」と思う小さな目標。

スモールステップ節酒法を行ったら400超えだったγ-GTPが1ヵ月で200前後まで下がり3ヵ月後には100以下まで改善

節酒や断酒をすすめるうえで難しいのは、頭ごなしにお酒をやめなさいといっても、患者さんが聞く耳を持ってくれないことです。その日を境に来院しなくなることもしばしばで、これでは患者さんのためにもよくありません。

私は、患者さんの希望を聞き、それに対する医療情報を提供し、お互いが交渉し納得したうえで医療方針を決める「協働作業の医療」を目指しています。飲酒量を減らしたいという患者さんにも「どうするかを患者さん自身に決めてもらう」ことを基本にしています。例えば、純アルコール摂取量をどのくらいまで減らすかを決めるにも、こちらから一方的に指示するのではなく、患者さんに決断してもらうのです。

私の外来に通っている田中誠司《たなかせいじ》さん（仮名・55歳）の例を紹介しましょう。田中さんは**1日の純アルコール摂取量が60gを超える多量飲酒者**でした。私が純アルコールの摂取量とリスクについての説明をすると、**田中さんは摂取量を1日20gまで抑えると決断**（ステップ①）。すると400～500U／Lあっ

たγ《ガンマ》-GTPが1ヵ月で200～300U／Lまで下がり、ALT、ASTの数値も改善しました。そして、ステップ①の効果が徐々に薄れてきたところで、次にステップ②へ移ります。

肝機能の改善度が鈍ってきたので、田中さんにくわしく話を聞くと、営業という仕事柄「付き合い飲み」があり、商談を進めるために接待でお酒をたくさん飲んでしまうことがあるといいます。なかなかお酒を断りきれないと悩んでいたので、「ドクターストップがかかっている」といったらどうですかとアドバイス。また、「お酒を飲まなくてもうまく商談を進めている人もいますよ」と、これまでの仕事のパターンを破る必要があることもていねいに説明しました。すると田中さんも納得し、月に数回あった多量飲酒の機会を減らすことに成功。**3ヵ月後にはγ-GTPが100U／L以下まで改善**しました。

田中さんはその後も定期的に来院し、検査値がよくなると私も一緒に喜んでいます。今では「次はどこまで下がるかな」と検査結果を見るのが楽しみになったそうです。

（加藤眞三）

日本酒なら「純米酒」、焼酎なら「乙類」、ワインなら「赤ワイン」などお酒の種類別「体にやさしいお酒の選び方」

アルコールのメリット・デメリットについてはよく知られていますが、お酒に含まれるアルコール以外の成分やその効果についてはほとんど知らないという人が多いのではないでしょうか。

お酒の原料は多種多様で、米や大麦、トウモロコシなどの穀類、ジャガイモやサツマイモなどのイモ類、ブドウやリンゴなどの果実類など、実にさまざまな種類があります。こうした原料由来の成分や、発酵の過程で生じる成分には、体にやさしい成分がいろいろと含まれているのです。

例えば、**米から作られる日本酒には、筋肉や肝機能の強化に役立つアミノ酸が多く、特に含有量が多いのは純米酒**です。また、日本酒に含まれるポリフェノールの一種である**フェルラ酸には、肌の老化を防ぐ働きがあるといわれています。**

日本酒と同じ醸造酒であるビールやワイン、焼酎にも健康に役立つ成分が含ま

お酒の種類と健康効果

●蒸留酒と醸造酒の違い

お酒には大きく分けて、穀物や果物を酵母で発酵させたビールや日本酒、ワインなどの「醸造酒」と、醸造酒を熱してアルコールを気化させてから冷やして液化した焼酎やウイスキー、ウォッカなどの「蒸留酒」がある。

●ビール

原料のホップには抗酸化作用のあるポリフェノールや認知機能の改善につながるイソα酸が含まれる。

●ワイン

赤ワインには抗酸化作用で老化を防ぎ、中性脂肪排出を促すアントシアニンが含まれる。

●日本酒

筋力強化に役立つアミノ酸、肌の老化を防ぐフェルラ酸、米麹には美白成分のコウジ酸が含まれる。

●ウイスキーやウォッカ

蒸留する過程で脂肪肝の原因となる糖質がほとんど取り除かれ、痛風の原因となるプリン体もゼロ。

●焼酎

雑穀などを原料とする「甲類」と大麦やイモ類を原料とする「乙類」、両者をブレンドした「甲乙混和」の３種に大きく分けられる。乙類は本格焼酎とも呼ばれ、血液中の血栓を溶かしサラサラにする酵素が含まれる。

れています。

ビールでは、「イソα《アルファ》酸（イソフムロン）」に、脳内炎症を緩和する働きがあり、認知症予防につながるといわれています。イソα酸はホップの苦み成分なので、**苦みの強いビールを選ぶのがポイントです。**

また、**ワインの場合は、抗酸化作用があり中性脂肪の排出も促すアントシアニンが含まれている赤ワインがおすすめです。**

蒸留酒には体にやさしい成分が少ないのですが、本格焼酎と呼ばれる**乙類焼酎**には、**血液中の血栓を溶かしてサラサラにする酵素**が含まれていることが知られています。

（栗原　毅）

飲む量を減らさずお酒同様の高揚感や満足感が得られる「微アル」「ノンアル」は節酒の強い味方

最近は健康志向の高まりとともに、市販のお酒にもアルコール度数をギュッと減らした商品が登場し、節酒をしたい人や、低アルコール飲料を好む20～30代の若年層に人気です。

ノンアル＝ノンアルコール飲料というのは、その名の通り、アルコールを全く含まない飲料のことです。一方、微アル＝微アルコール飲料は、アルコール度数1％未満の「微量のアルコール」を含む飲料のこと。実際にはアルコール度数0・5～0・7％程度の商品が市販されており、ビールテイストの微アルの中には、一度ビールを製造してからアルコール分を抜くという製法のものもあります。手間がかかっている分アルコール度数の割に価格が高いですが、ビールに引けを取らない味で人気となっているようです。

毎日のようにお酒を飲んでいる人は、ふだんの習慣をガラッと変えるのはなか

「ノンアル」「微アル」とは

ノンアルコール飲料は、「アルコール度数が0.00%で、味わいが酒類に類似しており、満20歳以上の者の飲用を想定・推奨しているもの」（酒類の広告審査委員会による定義）とされている。微アルコール飲料の明確な定義はないが、アルコール度数1%未満のアルコールを含む飲料とされる。

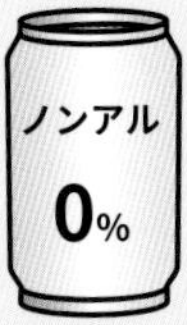

●「ノンアル」＝ノンアルコール飲料
アルコール度数
0%

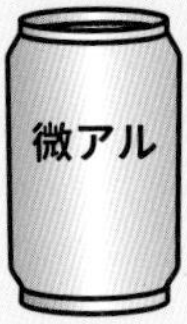

●「微アル」＝微アルコール飲料
アルコール度数
1%未満

なか大変です。急にお酒を我慢したり、水やお茶などの飲み物にかえたりしてもストレスがたまるばかりで、逆に心身に悪影響を与えかねません。そこで役立つのが、こうしたノンアルや微アルの飲料です。**お酒のテイストを残しつつアルコール度数を下げているので、お酒に近い高揚感や満足感が得られ、ストレスなくお酒から切り替えることができます。**例えば、「一口めのおいしさが大事」といわれるビールなら、最初の1杯だけはビールを飲んで、2杯めからは微アルやノンアルにするという方法も有効でしょう。

もし、あまりお金をかけたくないという人であれば、お酒のかわりに炭酸水を飲むのもいいでしょう。炭酸水は刺激があるので、物足りなさを補うことができます。ハイボールを飲む人なら、2杯に1杯は炭酸水だけにするなどの工夫をすれば、満足感を得ながらトータルのアルコール摂取量を減らすことができます。

（栗原 毅）

「空きっ腹にお酒」は肝臓に最もダメージを与える飲み方で、飲酒前にはたんぱく質やビタミンB群を多くとれ

お酒を飲むときに注意してほしいのが、「空きっ腹の状態でお酒を飲む」ことです。おなかに何も入れない状態で飲めば、アルコールが食道や胃の粘膜を刺激して傷つけます。それだけではありません。**空腹時はアルコールの吸収が速いので、アルコールの血中濃度が急激に上がり、肝臓に大きな負担がかかってしまいます。**食事をとってから飲んだほうが、アルコールの吸収はゆっくりになり、反対にアルコールの代謝は速くなります。

お酒を飲む前には、**たんぱく質**や**食物繊維**、**油脂などを含んだ食品**をとるといいでしょう。こうした食品の摂取は、アルコールだけでなく糖質の吸収を遅らせることにもつながるので、血糖値の上昇を防ぐことができます。また、アルコールなどの代謝にかかわる栄養素である**ビタミンB群**を含む食品（レバーや豚肉など）をとるのもいいでしょう。

（栗原 毅）

シメのラーメンは早死にへの直行便で、糖質が中性脂肪を増やして脂肪肝を招き高塩分が高血圧を招く

お酒を飲んだ後、小腹がすいてシメ（締め）にラーメンを食べてしまうという人は、その習慣をすぐに改めることをおすすめします。飲酒後のラーメンは脂肪肝・早死にへの直行便だからです。

お酒を飲むと、アルコールの利尿作用などで脱水状態になりやすく、体内の塩分（ナトリウム）が多く失われてしまうため、塩分の多いラーメンが食べたくなります。しかし、**ラーメンには糖質なども大量に含まれており、脂肪肝や糖尿病、高血圧を招く原因となります**。特にお酒を飲んだ後に食べると、アルコールの分解で忙しい**肝臓に大きな負担**がかかります。

夜はエネルギー消費が少ないため、糖質をたくさんとると消費されずに中性脂肪となって肝臓に蓄積され、脂肪肝を招きます。また、ラーメン1杯の塩分量は6～8gといわれていますが、これはほぼ1日に必要な塩分量に相当します。シ

シメのラーメンは万病を招く

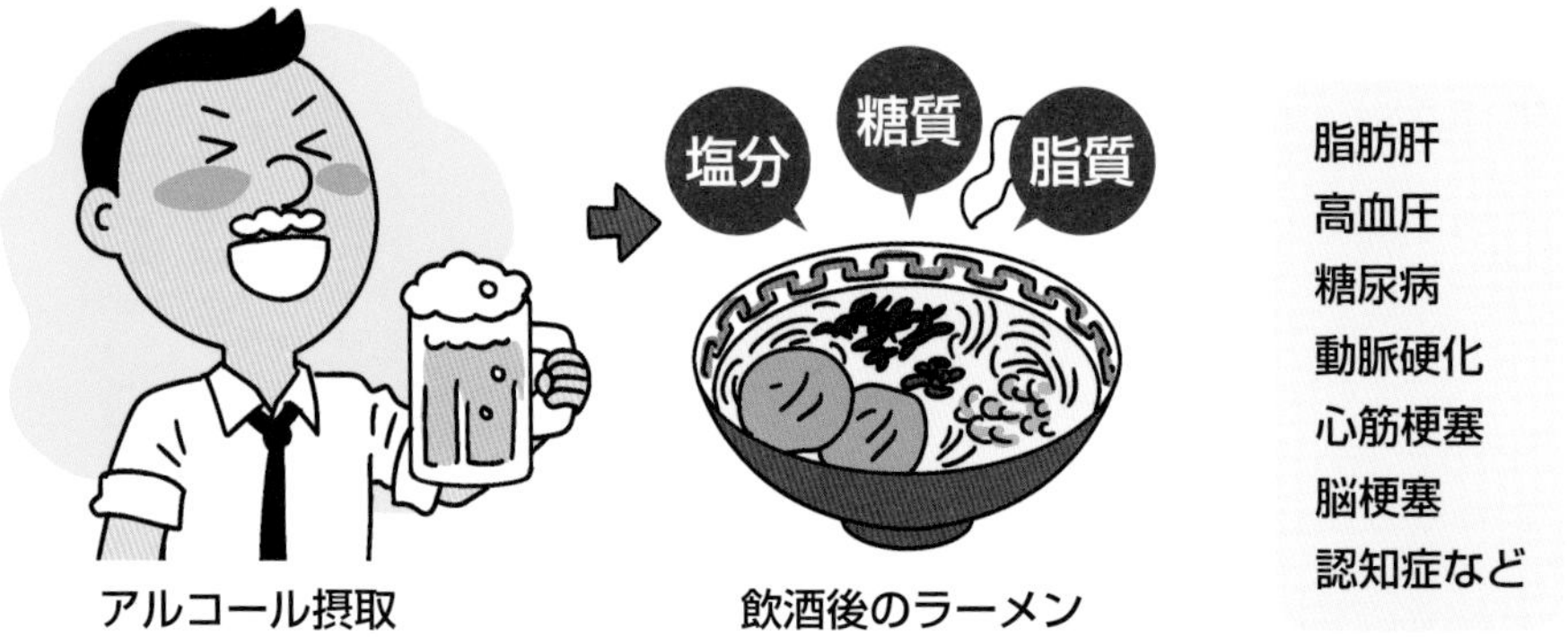
塩分
糖質
脂質
脂肪肝
高血圧
糖尿病
動脈硬化
心筋梗塞
脳梗塞
認知症など
アルコール摂取
飲酒後のラーメン

メにラーメンを食べつづけていれば、明らかに塩分過多で高血圧を招きます。

さらに、これに輪をかけてよくないのが「早食い」でしょう。ラーメンはツルッとのど越しがよく、よく噛《か》まなくても食べられるので**早食い**になりがちです。早食いは血糖値を急上昇させる最悪の食べ方で、血管にダメージを与え、**動脈硬化**や**心筋梗塞《こうそく》**、**脳梗塞**、**認知症**などの原因になります。

シメにおすすめなのは、みそ汁や緑茶です。みそ汁は適度な塩分と水分を補給できるほか、出汁に含まれるイノシン酸、グルタミン酸、グアニル酸などのうまみ成分には満腹感を与え食欲を抑える効果があります。

また緑茶には、中性脂肪や血糖値、コレステロールの上昇を抑えるカテキンや、アルコールの代謝に欠かせないビタミンB群も多く含まれています。お酒を飲んだ後には、これらを積極的にとるといいでしょう。（栗原 毅）

ジュース1本の糖質はドーナッツ1個以上！脂肪肝を防ぐならフルーツサワーより糖質の少ないハイボールを選べ

あなたが今すぐにでも脂肪肝になりたいのなら、お酒を飲むよりも糖質をたっぷりとるほうが近道です。それほどまでに、**糖質は脂肪肝の大敵**なのです。実際、最近はお酒を飲まなくても発症する非アルコール性の脂肪肝が増えており、その数は検診や人間ドックを受ける人の4人に1人に及ぶという報告もあります。こうした脂肪肝の最大の原因は肥満です。**今や脂肪肝対策は肥満（メタボ）対策といっても過言ではなく、中でも脂肪肝につながりやすい糖質の過剰摂取をどう抑えるかが大切であると認識されるようになってきました。**

一口に糖質といっても、果糖やブドウ糖などの「単糖類」、ショ糖や麦芽糖などの「二糖類」、デンプンなどの「多糖類」があり、単糖類を多く含む食品はフルーツやハチミツ、二糖類は砂糖や水あめ、多糖類は米やパン、イモ類などになります。どれもとりすぎれば脂肪肝につながりますが、特に注意したいのが単糖類の**「果糖」**です。

主に果物に含まれる果糖は単純な構造をした単糖類で、砂糖よりも早く吸収されて中性脂肪になります。つまり、**最も脂肪肝を招きやすい糖質**といえます。ですから、脂肪肝が気になる人は果物の過剰摂取には気をつけてください。また、**サワーなどの飲料にも果糖やシロップが含まれています。**レモンサワー3杯でごはん1杯の糖質に相当する場合もあるので、飲みすぎには要注意です。

●飲料に含まれる糖質量

種類	糖質（g）	
	100g当たり	500g当たり
無果汁炭酸飲料	12.8	64.0
コーラ	11.4	57.0
サイダー	10.2	51.0
コーヒー（加糖・乳成分入り）	8.2	41.0
スポーツドリンク	5.1	25.5
ノンアルコールビール	1.2	6.0
せん茶（抽出液）	0.2	1.0

「日本食品標準成分表2020年版（八訂）」（文部科学省）より改変

さらに、市販のジュース類にも驚くほど糖質が含まれていることを知っておきましょう。「日本食品標準成分表2020年版（八訂）」（文部科学省）によれば、**無果汁炭酸飲料には100g当たり12.8gの糖質が含まれています。これは500gに換算すると64gにもなります**（上の表を参照）。プレーンドーナツ1個（60g）の糖質量が30〜40gなので、その倍近い糖質がジュース1本に含まれていることになります。

お酒を飲むさいにはジュース割りやサワーはさけ、糖質のないウイスキーを炭酸水で割ったハイボールなどにするといいでしょう。

（栗原　毅）

第5章

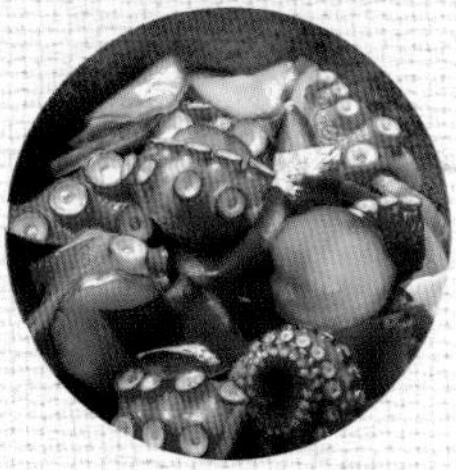

肝臓の脂肪がみるみる落ち
脂肪肝も肝炎も防ぐ
食べ方・飲み方・
おつまみの選び方

栗原 毅　元東京女子医科大学教授
栗原クリニック東京・日本橋院長

泉 並木　武蔵野赤十字病院院長

肝炎や肝硬変の入り口「脂肪肝」は糖質の過剰摂取が重大原因で、お酒と糖質の取り合わせは最悪

お酒を飲んだ後のシメにラーメンは最悪という話をしましたが（79ページ参照）、その理由の一つが糖質の多さでした。同様に、お酒を飲むときにいっしょに食べる食事やおつまみも、できるだけ糖質の低いものを選ぶようにしましょう。というのも、糖質のとりすぎが脂肪肝の重大原因となっているからです。

食事で摂取した糖質は消化されてブドウ糖となり、重要なエネルギー源として利用されます。そして、エネルギーとして使われない分は肝臓へ送られてグリコーゲンとなり、肝臓や筋肉に貯蔵され、空腹時は再びエネルギー源として利用されます。ところが、肝臓や筋肉のグリコーゲンがいっぱいになると、余ったブドウ糖はインスリンによって中性脂肪に変換され、腸間膜にたまれば内臓脂肪に、皮下脂肪組織にたまれば皮下脂肪に、肝臓にたまれば脂肪肝になるのです。お酒の処理で忙しい肝臓に糖質の処理が加われば、事態はさらに悪化します。

お酒＋糖質の多い食事は「脂肪肝セット」

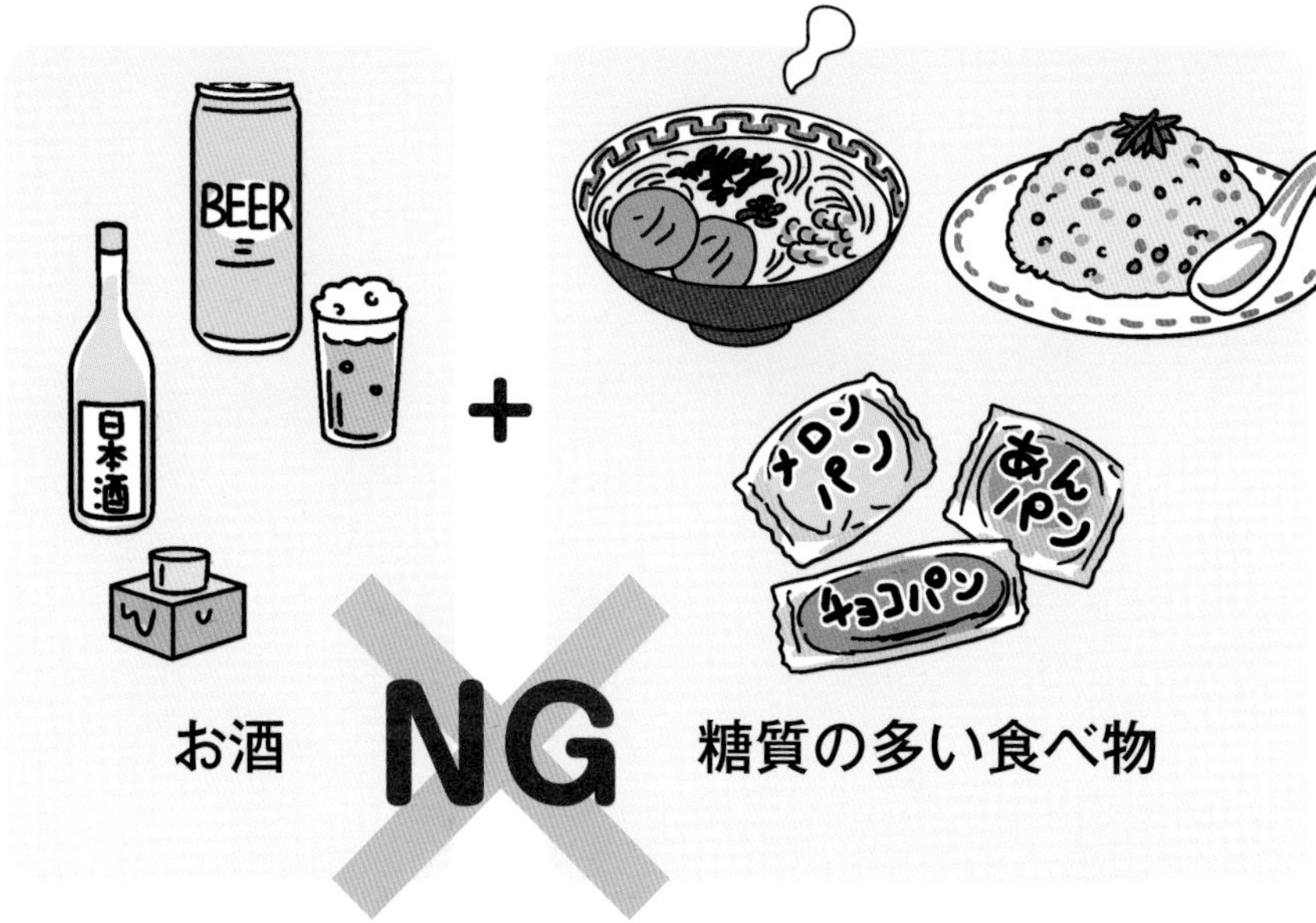

健康な人の肝臓には3～5%の脂肪が蓄えられていますが、肝臓の細胞の20%以上（※）が脂肪化した状態を脂肪肝と呼びます。肝臓に脂肪がたまりすぎると炎症が起こり、一般に、**脂肪肝になると5年ほどで肝炎へと進行する例が2割程度あります。**つまり、多すぎる脂肪は肝臓にとって毒なのです。

このようなことから、お酒と糖質の多い食事をいっしょにとるのは最悪で、肝臓に脂肪をため込む「脂肪肝セット」ともいえるメニューだということがわかるでしょう。

（栗原 毅）

※ 30%以上とする場合もある。

動物性たんぱく質を先にとる、糖質の多い食品の摂取量を抑えるなど「脂肪肝が退く食事の極意3カ条」

脂肪肝の大敵となる糖質を抑えながら、栄養バランスにも配慮した食事をとるにはコツがあります。そのポイントを**「脂肪肝が退く食事の極意3ヵ条」**（左上参照）としてまとめました。ここでは極意①のプロテインファースト食事法について紹介しましょう（極意②は88ページ、極意③は111ページで説明します）。

食事をとるときには、食事の内容もさることながら、食べる順番が大切です。空腹状態でいきなりごはんやパンなどの糖質の多い料理を食べると、血糖値が急上昇してしまいます。これは血糖値スパイクと呼ばれ、血管が傷つき動脈硬化を招く原因になります。これだけでも体によくないのですが、血液中で急増したブドウ糖は、インスリンによっ

脂肪肝が退く食事の極意3ヵ条

① プロテインファースト食事法
② 糖質10％オフ食（88ページ）
③ 夜7時ラスト食（111ページ）

プロテインファーストト食事法

①たんぱく質		②食物繊維		③糖質
まず、肉、魚、大豆製品、卵などのたんぱく質をとる。	→	次に、野菜や海藻、キノコなどの食物繊維をとる。	→	最後に、ご飯やパン、麺、イモ類などの糖質をとる。

て中性脂肪に変換され、肝臓にたまって脂肪肝の原因になります。

そこでおすすめしたいのが**「プロテインファースト食事法」**です。プロテインとはたんぱく質のことで、つまり、**たんぱく質を多く含むおかずを最初に食べるという簡単な食事法**です。糖尿病対策として野菜から食べる食事法が推奨されますが、糖質を最後にとるという点ではプロテインファースト食事法も同じです。ただ、高齢者や体力が落ちている人は、野菜を最初にたくさんとると、それだけでおなかがいっぱいになってしまい、たんぱく質の摂取量が減ってしまいます。特に高齢者はふだんからたんぱく質摂取量が少なく、フレイル（身体機能低下）やサルコペニア（筋肉量の減少や筋力の低下）を招きやすいので、最初にたんぱく質をとることをおすすめします。

筋肉を増やすためにも、たんぱく質は優先的にとってほしい栄養素です。そして、たんぱく質の次、もしくは食事の合間に食物繊維の多い食べ物をとります。この順番で食べれば、糖質の消化・吸収がゆるやかになって血糖値スパイクが抑えられ、しかも満腹感を得やすく糖質の総摂取量も減るので、おすすめの方法です。

（栗原 毅）

脂肪肝が改善しダイエットにも成功！カロリーや脂質を気にせず酒太りを解消する食事法「糖質10％オフ食」

肝臓のみならず、体から余分な脂肪を落とすことは生活習慣病を予防するうえでとても重要です。体重をわずか3％減らすだけで、血圧や中性脂肪、コレステロール、HbA1c、尿酸値、AST、ALT、γ《ガンマ》-GTPなどの検査値が改善することが知られています。もちろん、ダイエットは肝臓の脂肪落としにも有効で、脂肪肝が改善します。

ダイエットにはさまざまな方法がありますが、肝臓の脂肪を落としたいなら**「糖質10％オフ食」**がおすすめです。読んで字のごとく糖質の摂取量を減らす食事法ですが、糖質は脂肪肝の重大要因であるため、脂肪肝の改善

●糖質の多い食品

食品	糖質量（g）
ご飯（茶碗1杯）	50〜60
食パン（1枚）	20〜30
メロンパン（1個）	50〜60
ラーメン（1杯）	60〜80
スパゲッティ（1皿）	70〜80
カレーライス（1皿）	100〜120
牛丼（1杯）	100〜120
カツ丼（1杯）	100〜120
チャーハン（1皿）	70〜90
かけうどん（1杯）	50〜60
どら焼き（1個）	40〜50
炭酸飲料（500mL）	50〜60

日本人の1日の糖質摂取量

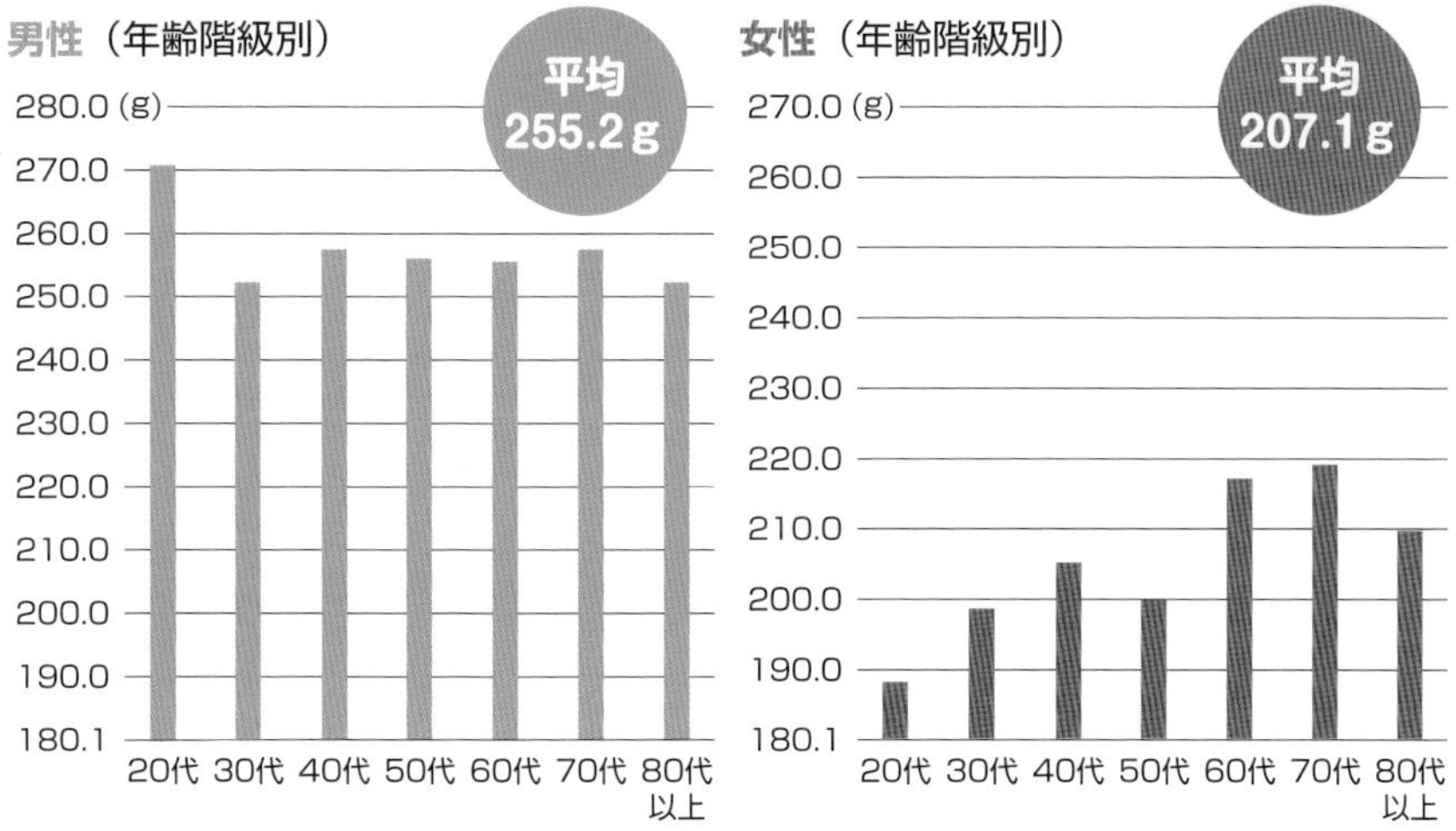

「令和元年国民健康・栄養調査報告」（厚生労働省）より作成

には抜群の効果を発揮します。**糖質10%オフ食の優れた点は、たった10%の糖質オフでいいという点です。**糖質をほとんどとらない糖質制限は長続きしませんが、10%なら続けられます。実際に、つらい運動などをせずにダイエットに成功した人がたくさんいます。

では、糖質10%とはどのくらいの量になるのでしょうか。

厚生労働省の統計では、糖質の平均摂取量は男性で255・2g、女性で207・1gとなっています（上の図参照）。その10%なら男性で約26g、女性で約21g。これは**ジュース1本やめるだけで達成できる量**です。右㌻の表を参考に、今日から糖質10%オフ食を試してみてください。

（栗原 毅）

脂肪肝を防ぐにはお酒の糖質量にも注意が必要で、醸造酒より蒸留酒を炭酸で薄めたソーダ割りがおすすめ

糖質というとご飯やパスタといった炭水化物の多い食事を思い浮かべますが、お酒にも糖質の多いお酒とそうでないものがあります。

お酒の酒類を大きく分けると、ビールやワイン、日本酒などの「醸造酒」と、焼酎やウイスキー、ブランデーなどの「蒸留酒」の2種類になります（74ページ参照）。醸造酒のほうが原料の米やブドウ、麦などの成分が多く残っているので糖質が多く、**不純物をほとんど含まない蒸留酒のほうが糖質が少ない**（ほとんど入っていない）という特徴があります。

糖質の摂取量を減らすなら、蒸留酒の水割りやソーダ割りがおすすめです。ただし、気をつけてほしいのが、糖質の多いジュースやトニックウォーターで割ることです。また、割ると度数がわかりにくくなり、飲みすぎにつながることもあります。割ったときの度数の目安は左の表を参考にしてください。

（栗原　毅）

醸造酒より蒸留酒のほうが糖質が少ない

●お酒に含まれる糖質量

100g当たり（100mL前後）

お酒の種類	糖質（g）
白酒	48.1
梅酒	20.7
スイートワイン	13.4
紹興酒	5.1
清酒	4.9
ビール（スタウト）	4.6
ビール（黒）	3.4
ビール	3.1
ワイン（ロゼ）	4.0
ワイン（白）	2.0
ワイン（赤）	1.5
発泡酒	3.6
缶チューハイ（レモン）	2.8
ラム	0.1
ジン	0.1
焼酎	0.0
ウイスキー	0.0
ブランデー	0.0
ウォッカ	0.0

蒸留酒は糖質をほとんど含まないので、脂肪肝対策に向いている。ただし、アルコール度数が高いため、水や炭酸水で割って度数を10度未満にするといい。

●お酒と水の割合と度数

40度のお酒の場合

お酒	水（炭酸水）	度数
1	: 2	13.3%
1	: 3	10%
1	: 4	8%
1	: 7	5%
1	: 9	4%

25度のお酒の場合

お酒	水（炭酸水）	度数
1	: 2	8.3%
1	: 3	6.3%
1	: 4	5%
1	: 7	3.1%
1	: 9	2.5%

蒸留酒

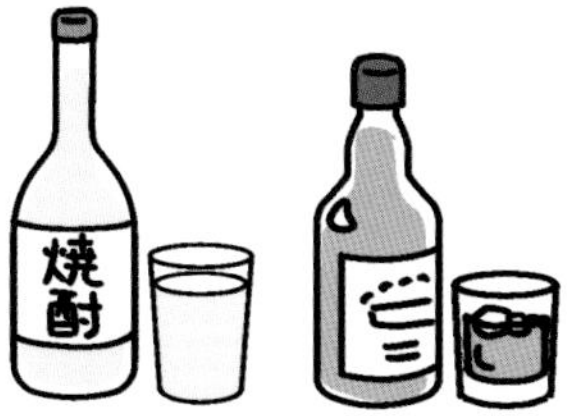

蒸留酒は醸造酒を熱して気化させた後、冷やしてアルコール分を液体にして作るため、不純物が少なくアルコール度数が高い。

出典：「日本食品標準成分表2020年版（八訂）」（文部科学省）

肝機能がみるみるよくなり脂肪肝が縮小する最強の食べ物は「酢納豆」で肥満も解消しヘモグロビンA1cも改善

脂肪肝を改善する食べ物として、私が患者さんにおすすめしているのが**「酢納豆」**です。酢納豆は、納豆に酢をかけただけの実にシンプルな食べ物ですが、**肝機能や肥満の改善に驚くべき効果があります**。

酢納豆が肝臓に効く要因の一つとして、まずは酢の持つ力に注目してみましょう。脂肪肝は肝臓に中性脂肪がたまることで起こりますが、**酢には中性脂肪を減らす働きがある**のです。その効果は、肥満（BMIが25〜30）の日本人男女を対象にした試験でも明らかになっています（左ジペーのグラフ参照）。1日に酢を「15mLとる」「30mLとる」「全くとらない」の3グループに分け、16週間にわたって中性脂肪値の変化を調べた結果、酢をとった人はとらなかった人より有意に中性脂肪値が下がり、内臓脂肪も減少していることがわかりました。

さらに同試験では、糖尿病リスクを判別する指標である**HbA1c（ヘモグロ**

酢の摂取による血中中性脂肪値の変化

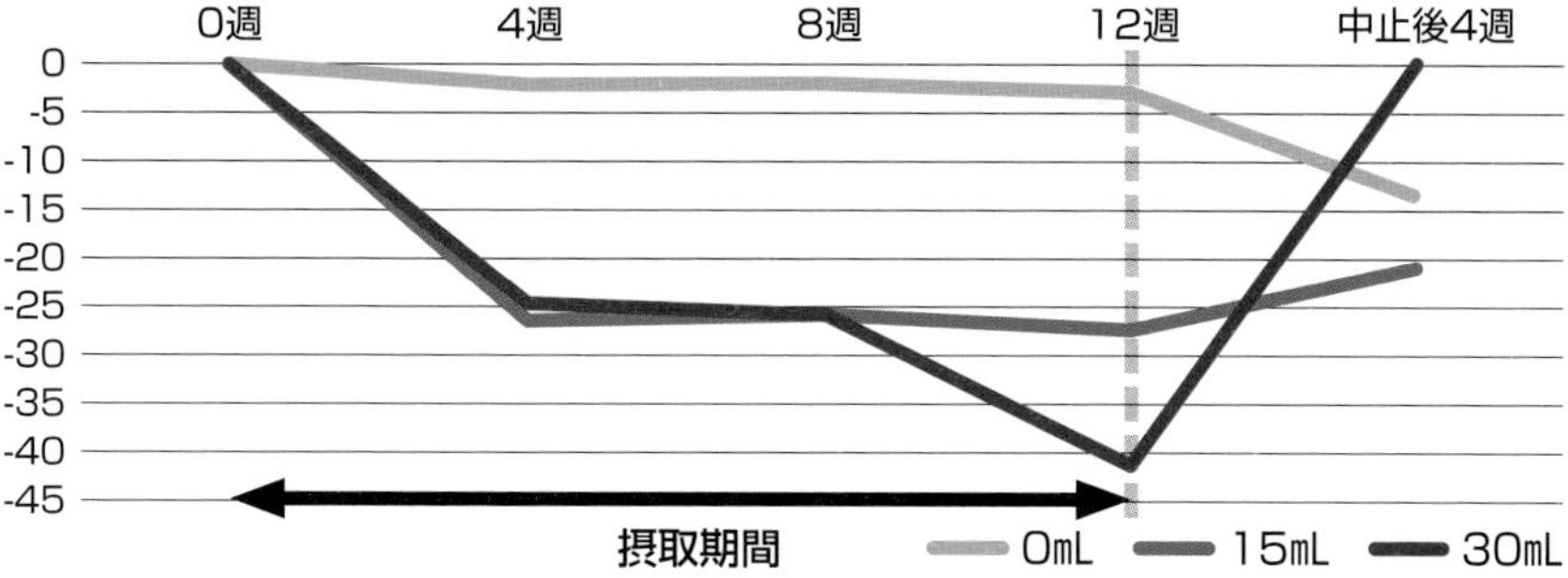

Tomoo Kondo et al. Vinegar intake reduces body weight, body fat mass, and serum triglyceride levels in obese Japanese subjects,Biosci Biotechnol Biochem 2009 Aug;73(8):1837-43

１日に酢を「15mLとる」「30mLとる」「全くとらない」の３グループに分け、16週間にわたって中性脂肪値の変化を調べた結果。酢をとった人はとらなかった人より有意に中性脂肪値が下がっている。

納豆の主な健康効果

●ナットウキナーゼ

血栓を溶かして血液がサラサラになり、末梢の血流がよくなり高血圧が改善。

●大豆イソフラボン

脂質代謝や糖代謝がよくなることで脂肪肝や動脈硬化が改善。

●大豆サポニン

肝臓の脂肪が酸化してできる毒性の強い過酸化脂質の生成を抑える。

●食物繊維

水溶性・不溶性の食物繊維がバランスよく含まれ、腸内環境を整え免疫力がアップ。

ビンA1c）が減少することもわかりました。糖質の多い食事では血糖値スパイク（血糖値の急上昇）が起こり、消化・吸収されたブドウ糖が中性脂肪に変換されるという話をしましたが（86ページ参照）、酢には**血糖値の急上昇を抑える**働きもあるのです。

納豆も、酢と同じくらい優れた効果のある食品です。納豆

酢納豆の作り方

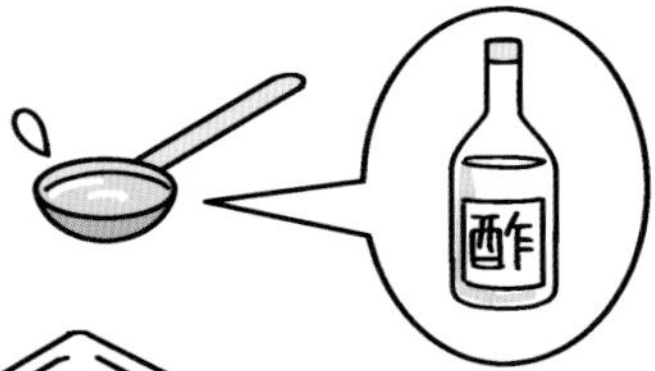

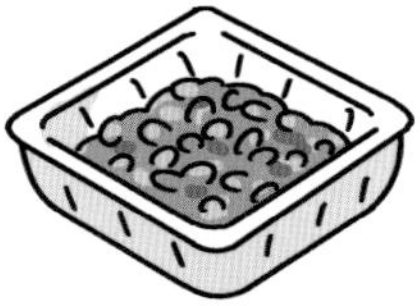

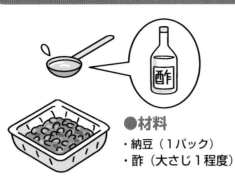

●材料

・納豆（1パック）
・酢（大さじ1程度）

いつもの食べ慣れた納豆に、酢を大さじ1（15mL）程度かけて混ぜるだけ。塩分が気になる人は付属のタレは使わないようにする。納豆はひき割りでも丸大豆でも構わない。酢の種類もお好みで。食前やお酒を飲む前に食べるといい。

に含まれる**ナットウキナーゼ**は、血栓を溶かして血液をサラサラにするほか、末梢《まっしょう》の血流がよくなり高血圧が改善します。大豆イソフラボンは、脂質代謝や糖代謝をよくして脂肪肝や動脈硬化の改善に役立ち、**大豆サポニン**は、肝臓の脂肪が酸化してできる毒性の強い過酸化脂質の生成を抑えます。

酢納豆は、いつもの食べ慣れた納豆に、酢を大さじ1（15mL）程度かけて混ぜるだけでOKです。酢には穀物酢、米酢、リンゴ酢、黒酢などの種類がありますが、お好みで選んでください。おすすめは味のまろやかな黒酢。なお、納豆が苦手な人はコップ1杯の水に大さじ1の酢を入れた**「酢水」**でも効果があります。

酢納豆を食べるタイミングは、食前やお酒を飲む前がいいでしょう。**1日1食食べるだけで、肝機能や血糖値、肥満が改善した患者さんがたくさんいます。**毎日の健康のために、ぜひ試してみてください。

（栗原 毅）

症例報告

メタボと脂肪肝に悩んでいたが、酢納豆を食べはじめたら3ヵ月でALTが67から36に、ASTが36から23まで下がり脂肪肝が改善

酢納豆で肝機能が改善した患者さんの例を紹介しましょう。

私の外来に来ている伊《い》藤《とう》純二《じゅんじ》さん（仮名・55歳）は、会社の健康診断でメタボを指摘されて悩んでいました。肝機能の検査値も悪く、**ALT（GPT）は67U／L、AST（GOT）は36U／L**と、かなり高い状態。中でも特に気になったのが、超音波検査で**脂肪肝**の疑いがあると指摘されたことだそうです。

伊藤さんは、毎日晩酌を欠かさないほどのお酒好きで、脂肪肝は気になるが、一番の楽しみであるお酒をやめるのは難しいといいます。そこで、なるべく酒量を減らすよう指導するとともに、**酢納豆を食前に食べる**ようにすすめました。

酒量を減らすのは大変だったものの、酢納豆は毎日きちんと食べたという伊藤さん。なんと**3ヵ月でALTが36U／L、ASTが23U／Lまで低下。脂肪肝も改善**しました。

なお、**酢納豆でヘモグロビンA1cや血圧が正常値に戻ったという患者さんもたくさんいます**。脂肪肝やメタボに悩んでいるなら、酢納豆を食べることをおすすめします。

（栗原 毅）

DHAやEPAの豊富なマグロのトロやサンマなど魚油たっぷりの魚は肝臓での中性脂肪の合成を抑えて脂肪肝を予防

肝臓に脂肪がたまらないようにするには、油（脂質）の多い食品をとるのを控えたほうがいいと考える人も多いかと思います。しかし、それは正しくありません。脂肪肝の予防・改善のためには、むしろとったほうがいい脂質もあります。それは**魚の油「魚油」に含まれるEPA（エイコサペンタエン酸）やDHA（ドコサヘキサエン酸）などの脂質**です。

脂肪肝を予防するには、肝臓に中性脂肪がたまっていくのを防ぐ必要がありますが、**魚油に含まれる多価不飽和脂肪酸のEPAやDHAは、肝臓で中性脂肪が合成されるのを抑える働きがあります**。また、リポたんぱくリパーゼという中性脂肪を分解する酵素の活性を高める働きもあり、**脂肪肝の改善に欠かせない栄養素**といえるでしょう。ＥＰＡやＤＨＡは魚介に豊富に含まれます。特に多く含む魚介を左㌻表に示したので、ぜひ参考にしてください。

（泉 並木）

●魚介に含まれるDHA・EPAの量（食品100ｇ当たりに含まれる量）

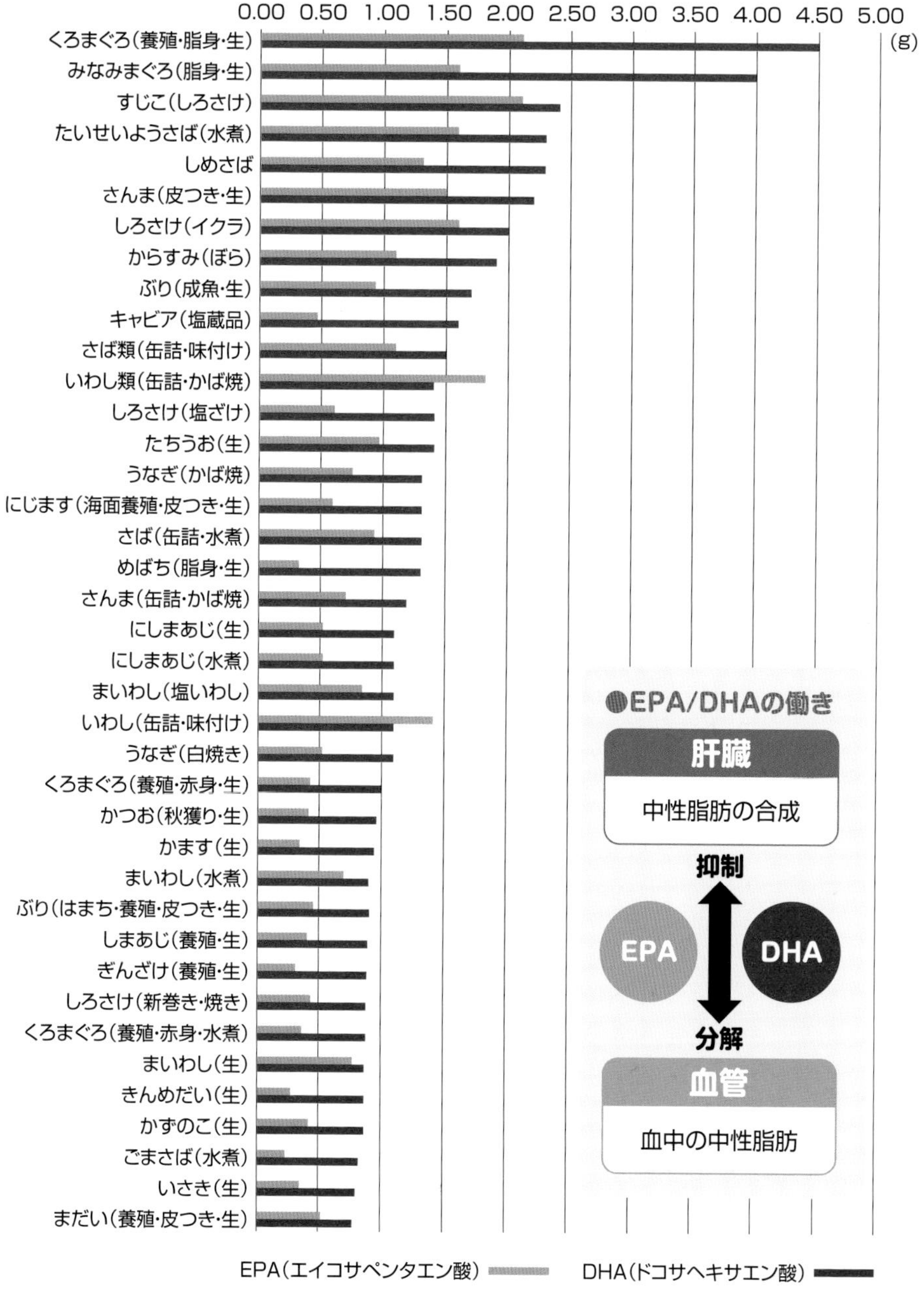

出典：「日本食品標準成分表2020年版（八訂）」（文部科学省）

豚肉は脂肪肝の原因となる脂質の代謝やアルコール分解に欠かせないビタミンB群が豊富で酒飲みの救世主

肝機能を高めたい人や脂肪肝に悩んでいる人にぜひとってほしい栄養素が、**たんぱく質とビタミンB群**です。

肝臓は非常にタフで再生力の高い臓器なので、お酒の飲みすぎで多少ダメージを受けても回復する力があります。しかし、回復には肝細胞の修復に必要なたんぱく質をたくさんとる必要があります。たんぱく質は肉類に多く含まれていますが、その中でも私がおすすめしたいのは**豚肉**です。**特にヒレ肉やもも肉など脂肪の少ない赤身肉は、良質なたんぱく質をとるのに最適**です。

さらに、お酒好きにとってうれしいのは、**豚肉にはアルコールや脂肪の分解に欠かせないビタミンB群が豊富に含まれている**という点です。**ビタミンB**$_1$は、アルコールや糖質の代謝にかかわり、脂質や糖の代謝をよくして脂肪肝や動脈硬化を改善。アルコール分解時に消費されるので、お酒を飲むときには補給が必要で

ビタミンB群は豚肉に多い

	豚肉（もも・赤肉・生）	牛肉（もも・赤肉・生）	鶏肉（もも・皮なし・生）
たんぱく質（g）	22.1	21.3	19.0
コレステロール（mg）	66	70	87
脂質（g）	3.6	10.7	5.0
ビタミンB_1（mg）	0.96	0.10	0.12
ビタミンB_2（mg）	0.23	0.22	0.19
ナイアシン（mg）	6.6	6.2	5.5

上の表は、豚肉、牛肉、鶏肉の脂身の少ないもも肉100ｇ当たりの栄養素含有量を示す。豚肉はたんぱく質の量が多く脂質やコレステロールは少なめ。ビタミンＢ群は、ビタミンB_1、B_2、ナイアシン（B_3）ともに牛肉や鶏肉よりも多いのがわかる。

●**ビタミンB_1**
脂質代謝や糖代謝がよくなることで脂肪肝や動脈硬化が改善。アルコールや糖質の代謝にかかわる。飲酒で消費される。

●**ビタミンB_2**
脂質の代謝にかかわり脂肪肝予防に役立つ。飲酒で消費される。肝臓の脂肪が酸化してできる毒性の強い過酸化脂質の生成を抑える。

●**ナイアシン（B_3）**
アルコールの分解に必要なアルコール脱水素酵素などの補酵素として働くほか、糖質・脂質・たんぱく質の代謝にかかわる。

す。**ビタミンB_2**は、脂質の代謝にかかわり、肝臓の脂肪が酸化してできる毒性の強い過酸化脂質の生成を抑えます。**ナイアシン（ビタミンB_3）**は、アルコールの分解に必要なアルコール脱水素酵素やアルデヒド脱水素酵素を助ける補酵素として働きます。

このように、豚肉はアルコールの代謝や肝臓の回復に欠かせない栄養素をたくさん含んでおり、お酒好きには救世主といえる食品なのです。

（泉　並木）

肝臓の細胞を活性化させ脂肪の代謝を促すレシチンも肝機能を高める重要な栄養で、卵や納豆で補え

肝機能を高める栄養素として、ぜひ注目してほしいのが「**レシチン**」です。レシチンはフォスファチジルコリンとも呼ばれるリン脂質の一種で、細胞膜の主成分です。肝臓の細胞膜を活性化させ、肝機能を高める働きがあります。

レシチンには卵黄に多く含まれる**卵黄レシチン**と、大豆製品に多く含まれる**大豆レシチン**があり、レシチンの構成要素であるコリンには、**肝臓での脂肪の蓄積を防ぎ、脂肪肝を予防する働き**があります。さらに、余分なコレステロールが血管にたまるのを防ぐので、**動脈硬化の予防**にも役立ちます。

また、**レシチンは脂溶性ビタミン（B群など）の吸収を高めるので、アルコール分解や脂質の代謝を助ける働きがあるビタミンB群を多く含む食品（豚肉など）をとるといいでしょう。**（泉 並木）

●レシチン

細胞膜の主成分。肝臓の細胞膜を活性化させ、肝機能を高める働きがある。レシチンの構成要素であるコリンには、肝臓での脂肪の蓄積を防ぎ、脂肪肝を予防する働きがある。

肝炎・合併症のある人の食事の注意点

C型肝炎なら「鉄」を極力控える、

合併症のある場合は塩分を制限するなど

鉄のとりすぎに注意

●鉄を多く含む食品（可食部100gあたり）

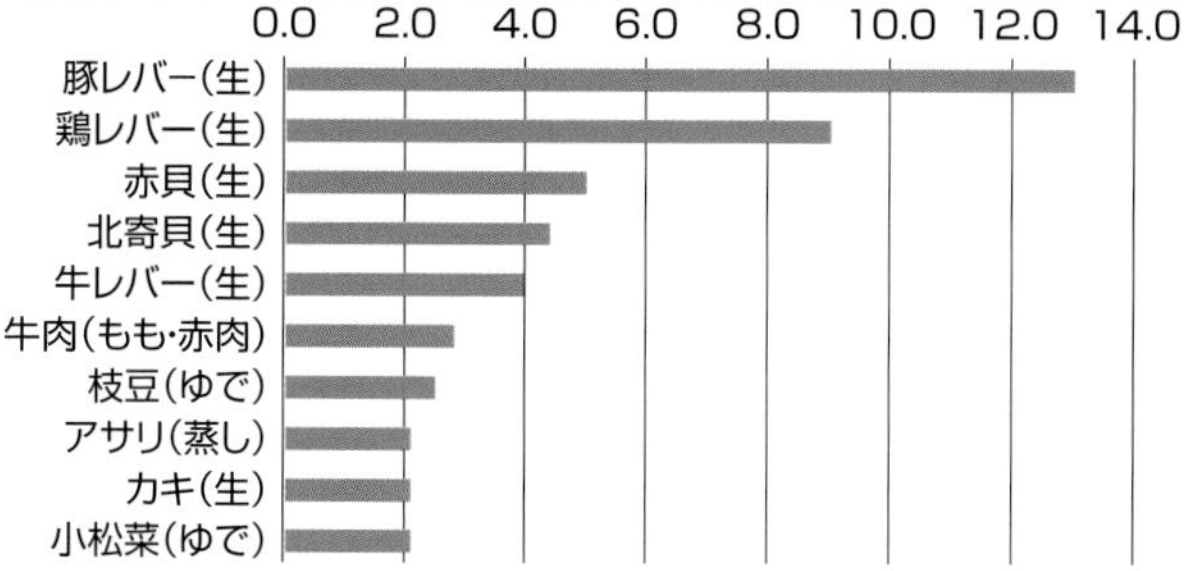

●鉄分の摂取を減らす工夫

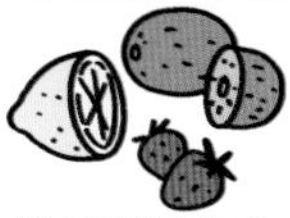

鉄の吸収をよくするビタミンCをいっしょにとらない

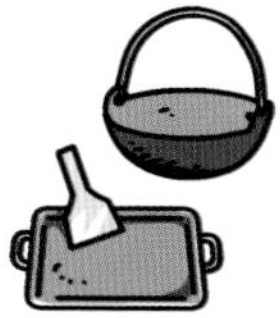

鉄製の調理器具はさける

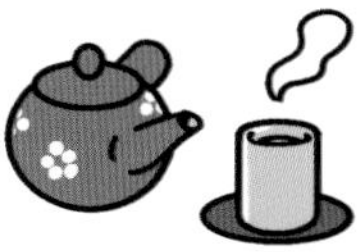

鉄の吸収を阻害するカフェインやタンニン、食物繊維、カルシウムをいっしょにとる

ウイルス性肝炎や肝臓病が進行した人の場合、食事のさいにとるのを控える、もしくは減らしたほうがいい栄養素があります。

ウイルス性肝炎の一種であるC型肝炎では、肝臓内に鉄がたまることで肝炎の悪化や肝がんを招く恐れがあります。ふだんの食事で鉄分をとりすぎている人は、鉄分の摂取制限で進行を抑えられる可能性があるので、鉄の摂取を極力抑えましょう。

出典：「日本食品標準成分表2020年版（八訂）」（文部科学省）

合併症がある人の食事の注意点

●腹水や浮腫がある場合

食塩摂取を1日6g未満に

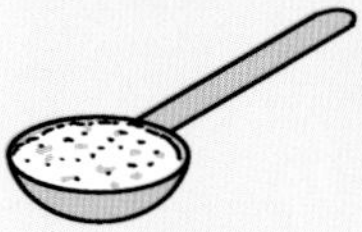

6g

塩（小さじ1杯）

腹水がコントロールできないときは３～５ｇ程度に。調味料などにも塩分が多いので気をつける。

塩分量

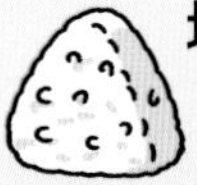

約0.5ｇ

おにぎり

（1個／具無し）

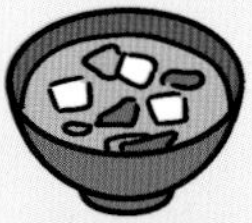

約1.5ｇ

みそ汁

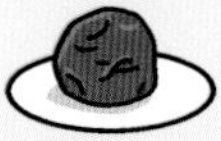

約2.2ｇ

梅干し（1つ）

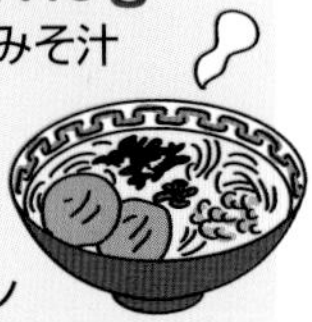

約6ｇ

ラーメン

（1杯／汁含む）

●肝性糖尿病の場合

・甘い物をたくさん食べない

・炭水化物は一度にとらず分割して摂取する

●食道静脈瘤がある場合

・香辛料などの刺激物はNG

・熱い、冷たいものをさける

・食べすぎない

鉄が多い食品はレバーや貝類などです（101ページの図参照）。鉄の吸収をよくするビタミンCといっしょにとらない、または鉄の吸収を阻害する食品といっしょにとる、鉄製の調理器具を使わないなどの工夫でも鉄の摂取を減らせます。

腹水や浮腫のある場合は、塩分や脂質のとりすぎに注意します。塩分は1日6g未満が目安ですが、主治医の指示に従ってください。肝性糖尿病では、血糖値を急上昇させる糖質の大量摂取をさけ、食道静脈瘤《りゅう》では、香辛料などの刺激物、熱いもしくは冷たいものをさけ、食べすぎないように心がけましょう。（泉 並木）

ＡＬＴが下がる「高カカオチョコ食」や中性脂肪値が改善する「お酢まみ」など肝臓に効く「脂肪肝撃退おつまみ」

何も食べずにお酒を飲むのは肝臓に負担がかかるのでＮＧですが、おつまみの食べすぎは脂肪肝を招きかねません。そこで、お酒といっしょに食べても脂肪肝になりにくく肝機能も向上する**「脂肪肝撃退おつまみ」**を紹介しましょう。

一つめは、私が脂肪肝や糖尿病の患者さんにすすめている**「高カカオチョコ食」**です。高カカオチョコとはカカオ分70％以上のチョコレートのことで、患者さんにすすめている食べ方は、１回５ｇの高カカオチョコを１日に５回、計25ｇとるというものです。「チョコなんて食べたら太るのでは？」と驚かれるかもしれませんが、**この方法は10年以上も前から患者さんにすすめており、実際にＡＬＴが下がって脂肪肝が改善するほか、肥満、高血糖、高血圧などの改善例も続出しています。**

高カカオチョコにはなぜこのような効果があるのでしょうか。

人体最大の化学工場である肝臓は、エネルギー産生時に発生する活性酸素で常

高カカオチョコの食べ方

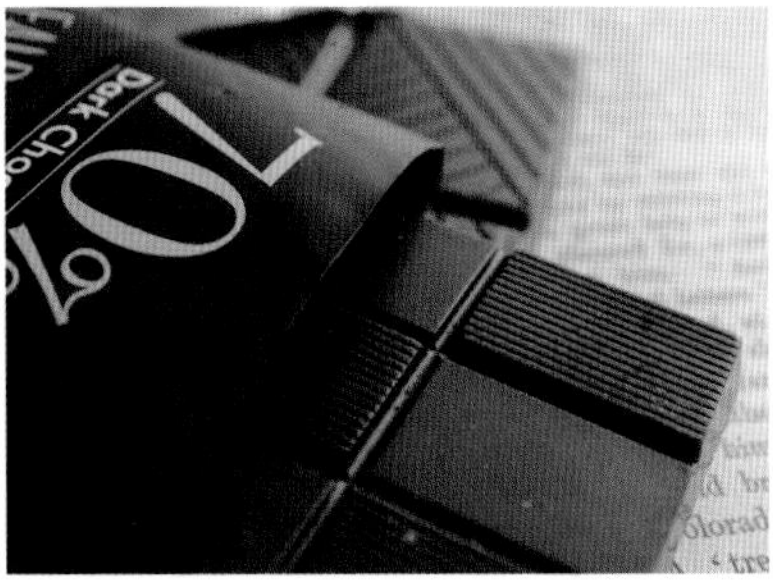

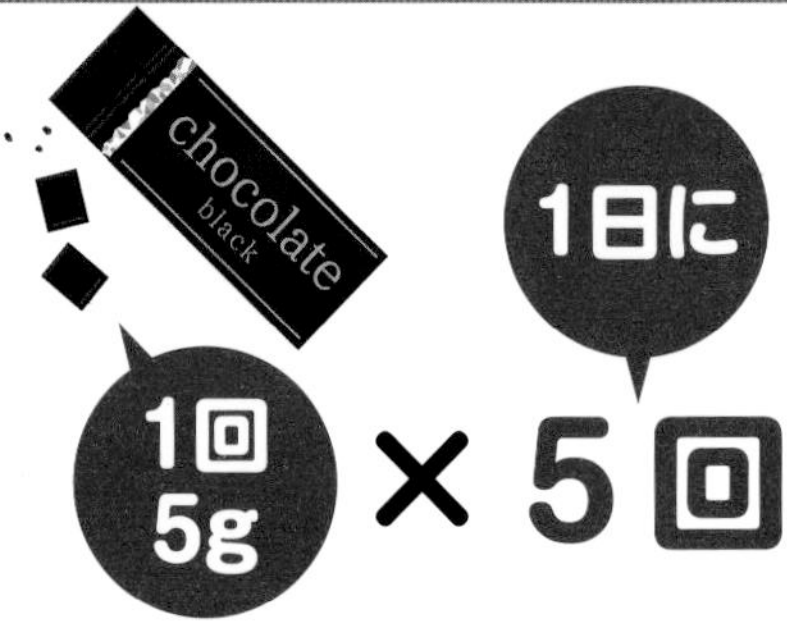

●高カカオチョコとは

カカオの含有量を70%以上に増やし、糖分や乳脂肪を抑えたチョコレートのこと。スーパーなどの食料品店で購入できる。

●肝機能改善チョコの食べ方

高カカオチョコを１回５ｇ、１日に５回（合計25ｇ）食べるだけ。食前や食間など、少し時間を開けながら食べる。お酒のおつまみとして食べてもいい。

に酸化ストレスにさらされており、肝臓にたまった脂肪が酸化して有害な過酸化脂質に変質すると肝炎（NASH《ナッシュ》など）を起こしやすくなります。**高カカオチョコに含まれるカカオポリフェノールには抗酸化作用があるので、こうした酸化ストレスによる肝細胞へのダメージを防いでくれます。**ふつうのチョコレートでは糖質が多すぎてこうした効果を十分に得られませんが、糖質の少ない高カカオチョコなら、食べても血糖値スパイク（血糖値の急上昇）が起こりにくく、インスリンの分泌《ぶんぴつ》を抑えて脂肪の蓄積を抑えてくれるのです。

お酒とともにおつまみとして食べてもいいですが、お酒を飲む前に食べておけば食欲を抑えられ、食べすぎを防ぐのに効果的です。

もう一つは酢を使ったおつまみ＝**「お酢ま**

酢を利用した「お酢まみ」で脂肪肝を撃退

中性脂肪値や肥満の改善に効果のある酢をたっぷり使った料理をおつまみにするといい。

●酢の物

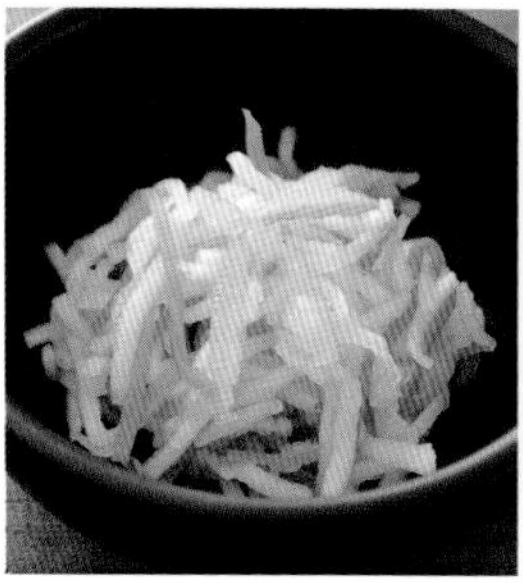

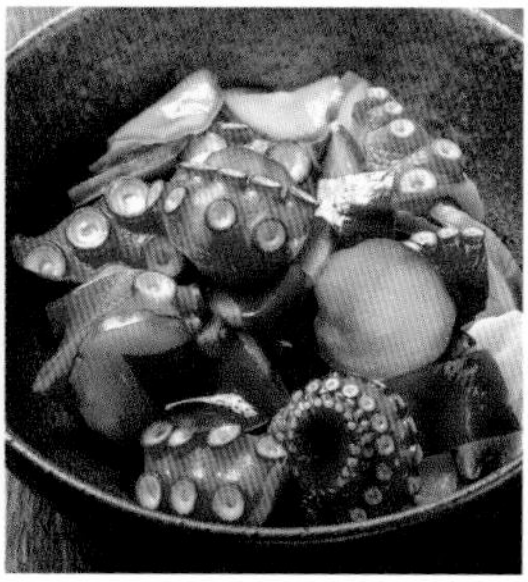

●酢納豆（92ページ参照）

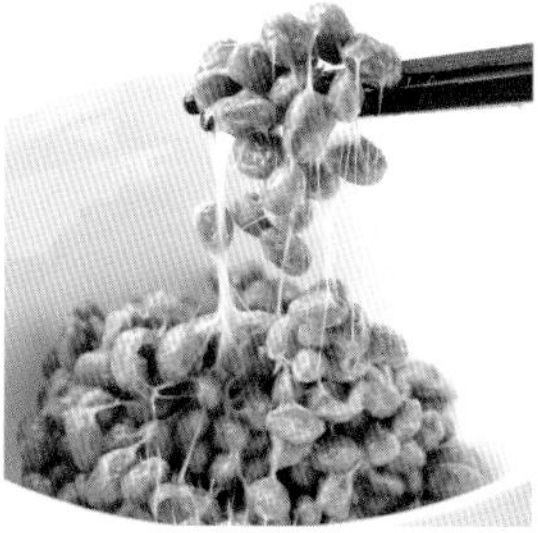

●ピクルス

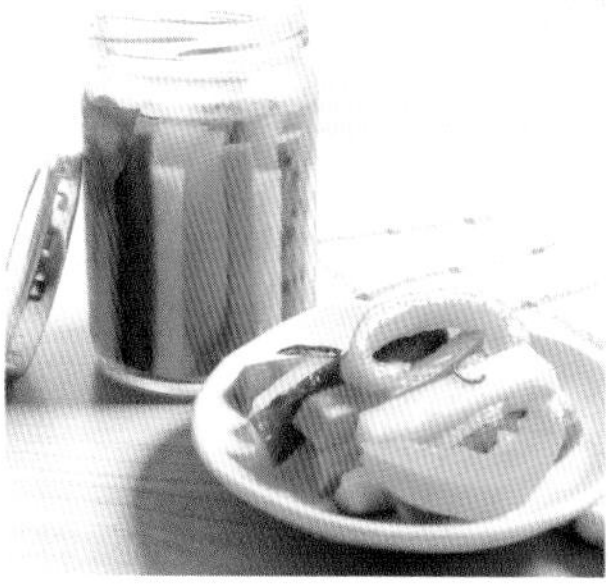

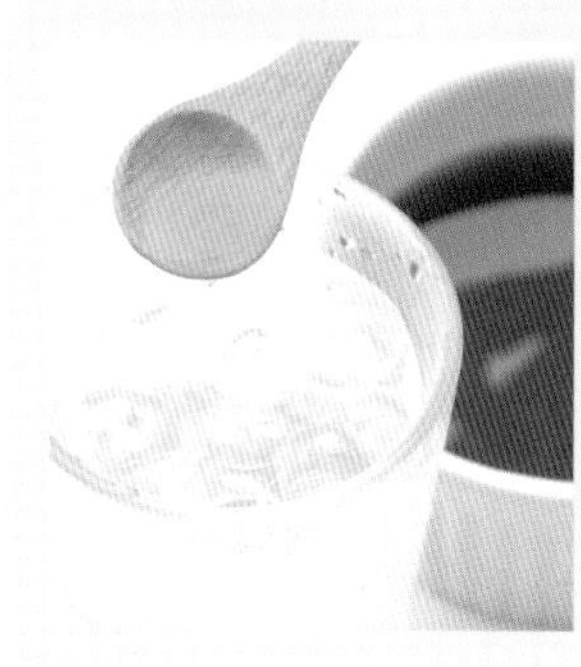

酢の水割り・ソーダ割り

おつまみではないが、チェイサーとして酢の水割りやソーダ割りを飲むのも効果的。

み」です。酢が中性脂肪を減らす効果については「酢納豆」（92ページ参照）でくわしく解説しましたが、酢納豆に限らず、なますなどの酢の物やピクルスといった酢漬けでも脂肪肝の改善効果が得られます。また、**内臓脂肪を減らすのでダイエットにも最適**。お酒のお供に「お酢まみ」を食べる習慣を、ぜひ取り入れてみてください。なお、酢を水や炭酸水で割ってチェイサーとして飲むのも効果的です。

（栗原 毅）

高カカオチョコ食を試したらγ-GTPが918から295に600以上低下しALTも87から30まで改善

ここでは、「高カカオチョコ食」で肝機能が改善した症例を紹介しましょう。

横田正雄《よこたまさお》さん（仮名・58歳）は、若いころからお酒が大好きで、会社の健康診断では毎回肝機能の検査値が悪かったものの、気にせず飲みつづけていたそうです。ところが最近、食欲不振と体のだるさに襲われ、私の外来を訪れました。血液検査の結果、肝機能の検査値がかなり悪かったので、そのときは「とりあえずお酒やおつまみを控えましょう」と指導しました。

すると横田さんの肝機能は回復しましたが、体の調子がよくなるとすぐに以前と変わらぬ飲酒生活に戻ってしまい、再び体調が悪化。1年後に再来院したときには、**γ**《ガンマ》**-GTPは918U/Lで、ALTは87U/L**とかなり危険な状態でした。

そこで私は、横田さんに節酒とあわせて**「高カカオチョコ」を1日5回25gとる**ようにすすめたところ、**わずか2ヵ月でγ-GTPが600U/L以上下がって295U/Lに、ALTが30U/Lまで急減しました。**横田さんは尿酸値も高かったのですが、**8・6㎎/dLあった尿酸値が2ヵ月後には基準値ギリギリの7・0㎎/dLまで下がりました。**横田さんは今も高カカオチョコ食を実践中です。

高カカオチョコ食には高血糖や高血圧の改善例もあります。**ヘモグロビンA1cが9・8%**と高かった小林《こばやし》勇人《ゆうと》さん（仮名・39歳）は、4ヵ月間の高カカオチョコ食で正常値の5・5%に改善。**500以上あった中性脂肪も213まで低下**しました。毎日菓子パンや麺類で食事を済ませていたという永井《ながい》誠一《せいいち》さん（仮名・66歳）の場合は、**HbA1cがなんと**12・2**%もありましたが、食生活の見直しと併せて高カカオチョコ食を続けてもらったところ、4ヵ月後には基準値内の6・1%まで下げることができました。**

また、**最大血圧が162㎜Hg**、**最小血圧が**94**㎜Hg**だった小《こ》宮《みや》直哉《なおや》さん（仮名・53歳）は、**3ヵ月の高カカオチョコ食でそれぞれ124㎜Hg**、76**㎜Hgまで改善**しました。（栗原毅）

おにぎり、たこ焼き、フライドポテトなど
肝臓に余計な仕事を増やしダメージを与える「NGおつまみ一覧」

お酒には食欲増進効果があるので、飲酒しながらだとつい食べすぎてしまいます。特に酒宴などでは、出てくるおつまみは一皿が少しずつでも、種類が豊富なので何皿も頼んでしまいがち。味が違うので食べすぎたという感覚もなく、お酒を飲む時間が長引けば長引くほど食べる量も増えていきます。酒宴が終わった後に、食べたおつまみをすべて思い出して、一皿に盛った状態を想像してみてください。ふだん1食で食べる量をはるかに超えていて驚くのではないでしょうか。

さらにやっかいなのが、**おつまみには糖質に偏ったメニューが多い**ということです。特に「シメ」「腹固め」のメニューは、おにぎりやお茶漬け、焼きそば、丼物など糖質たっぷり料理のオンパレードです。シメのラーメンは早死にへの直行便と述べましたが（79ページ参照）、これらの糖質たっぷり料理も**肝臓に負担をかけ脂肪肝を招くおつまみ**です。

脂肪肝を招くNGおつまみ一覧

糖質の多い料理

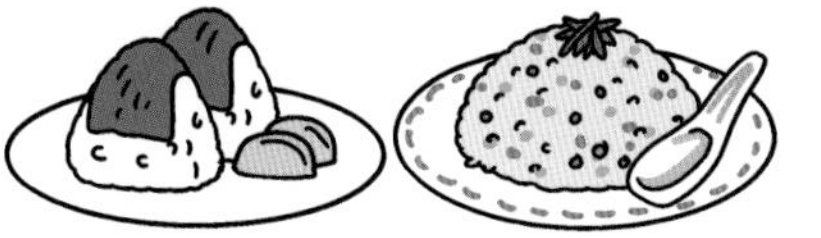

おにぎりやチャーハンなどのごはん類

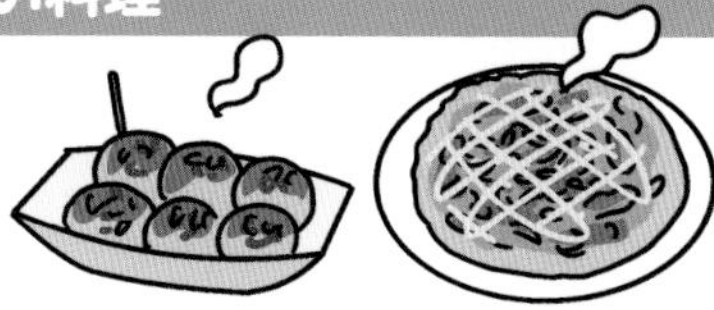

たこ焼きやお好み焼きなどの粉もの

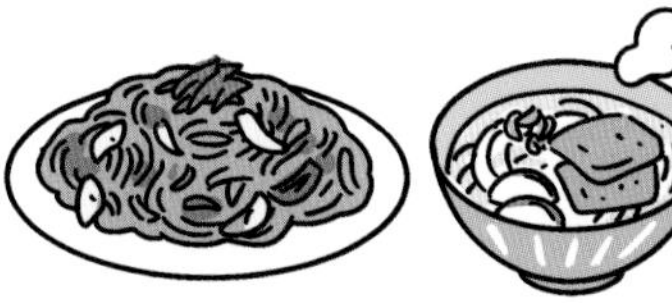

焼きそばやうどんなどの麺類

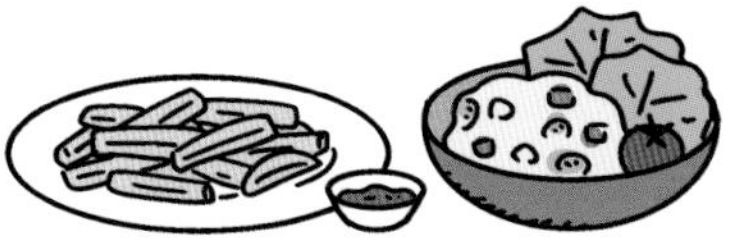

フライドポテトや
ポテトサラダなどのイモ類

お菓子

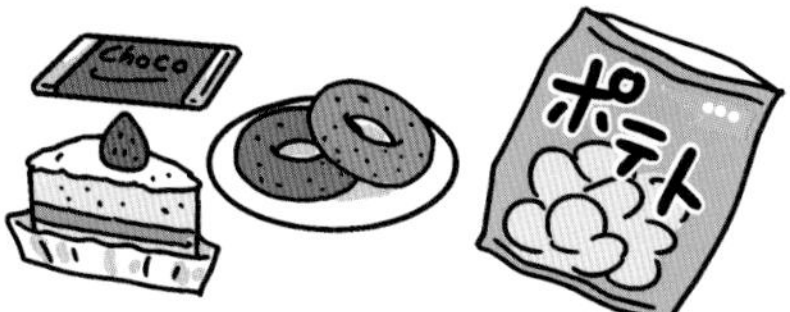

スナックや甘いお菓子

果糖の多いフルーツ

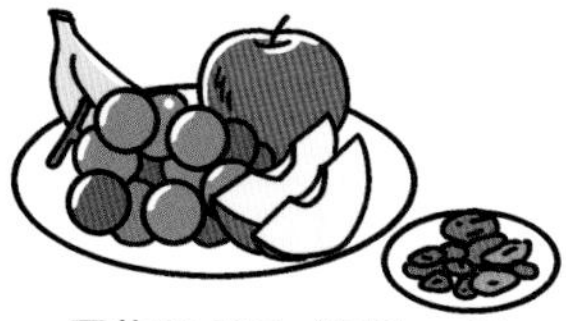

果物やドライフルーツ

お酒を飲むときになるべくさけたい「NGおつまみ」は、おにぎりやチャーハンなどのご飯類、たこ焼きやお好み焼きなどの粉もの、焼きそばやうどんなどの麺類、フライドポテトやポテトサラダなどのイモ類の料理です。

また、**スナック**や**甘いお菓子**といっしょにお酒を飲む人も多いですが、やはり糖質が多いのでNG。さらに、糖質の中でも最も脂肪肝を招きやすい「果糖」を多く含んだ**果物**や**ドライフルーツ**も、できるだけさけるようにしましょう。

（栗原 毅）

アルコールは飲んだ量以上の水分を体外に排出するため、二日酔い・脱水予防には「飲む前・中・後の水分補給」が肝心

お酒を飲むとトイレが近くなりますが、これはアルコールの利尿作用によるものです。

アルコールによる利尿作用は、お酒の種類やアルコール度数などで変わってきますが、例えばビールの場合は、1L飲むとその量を超える1・1Lの水分が失われるといわれています。

さらに、真夏の炎天下でビールを飲めば、発汗で失われる水分もあり、より脱水による危険が増すので要注意です。脱水状態になると、血液中のアルコール濃度も高まるため、肝臓への負担が高まり、二日酔いにつながる場合もあります。

脱水や二日酔いをさけるには、お酒を飲む前にコップ1杯以上の水分をとる、酒量と同量のチェイサーを飲む、飲酒後にもお茶などを飲む、などの対策を取るといいでしょう。（栗原 毅）

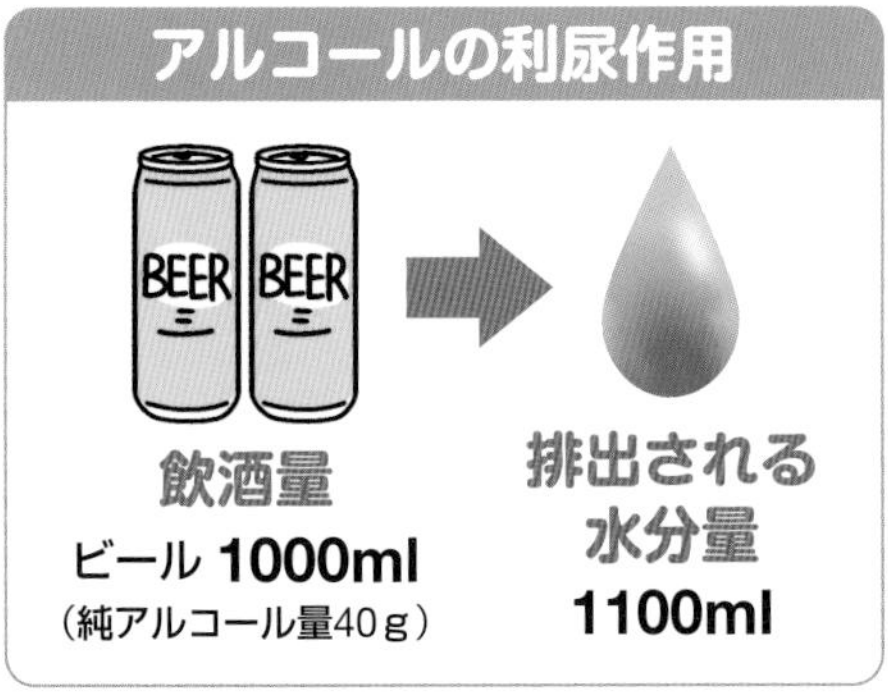
アルコールの利尿作用
BEER
BEER
飲酒量
ビール 1000ml
（純アルコール量40ｇ）
排出される
水分量
1100ml

午後10時〜午前2時は体が脂肪をため込む肥満ピークタイムで脂肪肝を防ぐなら午後7〜9時でおつまみをストップ！

みなさんは**「体内時計」**という言葉を聞いたことがあるでしょうか。人間には24時間周期で生体リズムを調整するメカニズムが備わっており、これを体内時計と呼んでいます。

この体内時計を調整しているのが、**時計遺伝子**とも呼ばれる**BMAL1**《ビーマルワン》というたんぱく質の一種。実は、ＢＭＡＬ１には脂肪の合成を促す働きがあり、ＢＭＡＬ１が増えると脂肪が蓄積されやすくなります。

ＢＭＡＬ１が最も増えるのは午後10時〜午前2時なので、この時間帯はいわば「肥満ピークタイム」。夜中に食事をとると太りやすいのは、このように体内時計のしくみがかかわっているのです。また、この時間帯は脂肪を燃焼させる「成長ホルモン」が最も活発に働く肥満解消のゴールデンタイムですが、胃の中に食べ物が残っていると成長ホルモンが分泌《ぶんぴつ》されにくくなるため、脂肪肝や肥満を招き

午後10時以降は体が脂肪をため込む時間

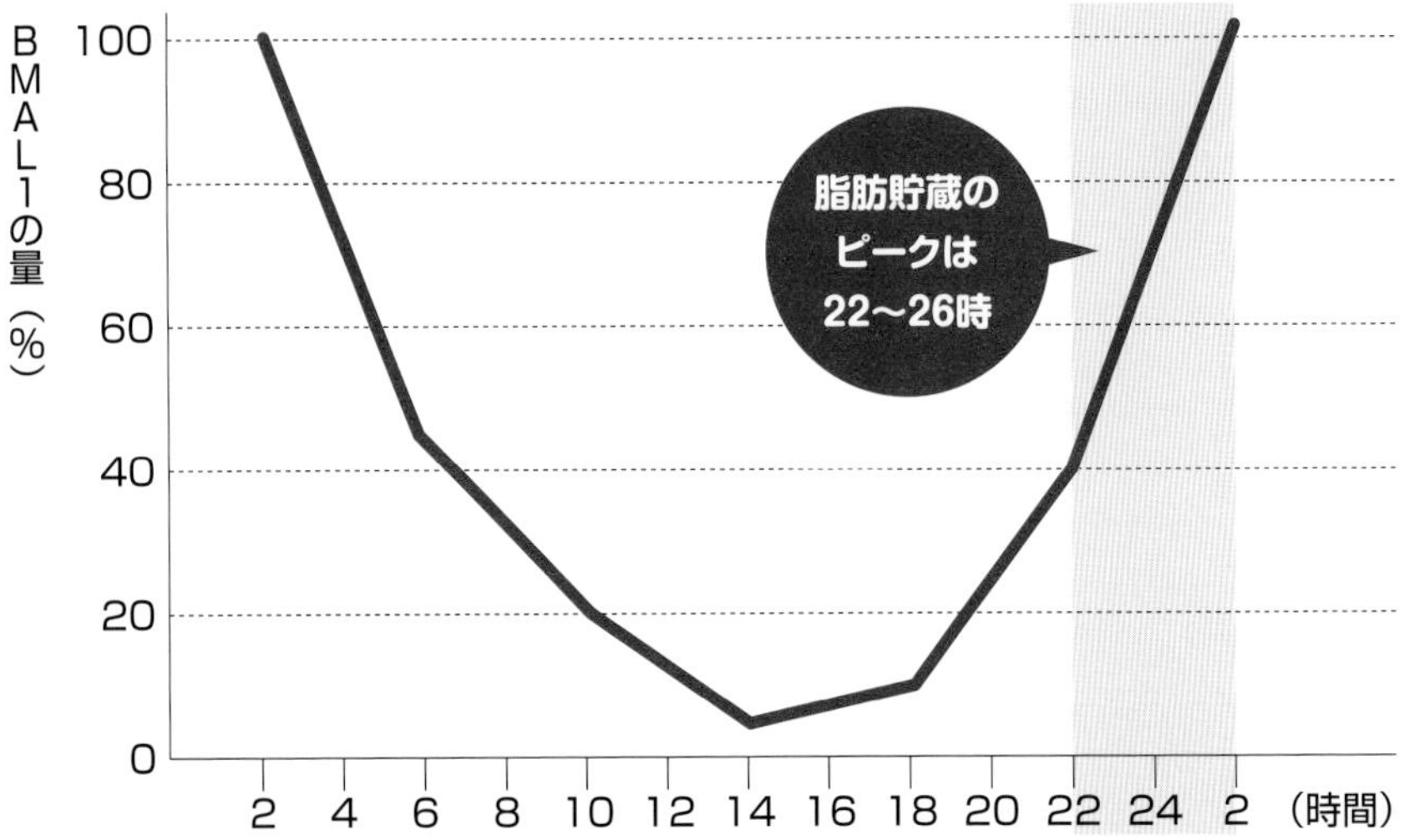

出典：グラフデータ／日本大学薬学部・榛葉繁紀准教授による。

マウスにおけるBMAL1の24時間の変化を表したグラフ。日中は少なく、夜10時から急激に増えはじめて午前2時ごろにピークを迎えるのがわかる。

やすくなります。

お酒を飲むときは、BMAL1が増える前につまみなどの食事をストップすることで、脂肪肝のリスクを下げることができます。午後10時には胃の中を空っぽにしておくのが理想的で、そのためには午後7～9時までには食事を終える「夜7時ラスト食」がベストです。お酒は早めに飲みはじめ、ダラダラとおつまみを食べたりシメの食事をとったりしないようにしましょう。

もし、どうしても飲み会などが遅くなる場合には、**夕方の段階で軽く食事をとっておき、午後7時過ぎからは食物繊維中心のおつまみを少量食べるといいでしょう。**

（栗原　毅）

第6章

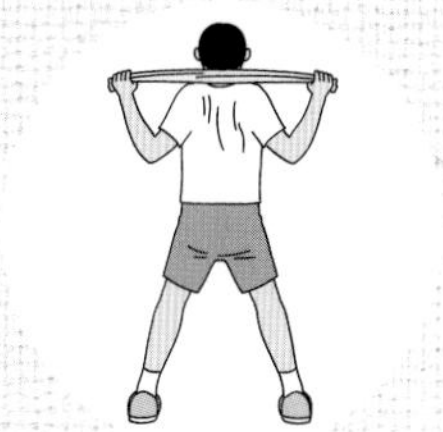

肝硬変になりかけの肝臓が正常に戻る肝炎体操や脂肪肝を改善する腸活など肝臓専門医が教える本当に肝臓にいい生活習慣

川口 巧　久留米大学医学部内科学講座
消化器内科部門主任教授

栗原 毅　元東京女子医科大学教授
栗原クリニック東京・日本橋院長

泉 並木　武蔵野赤十字病院院長

たった10分行うだけでも脂肪肝を改善し、がん抑制ホルモンの分泌も促す久留米大学考案の「肝炎体操」

私の専門は、脂肪肝や肝硬変といった肝臓の病気ですが、肝臓病の患者さんはさまざまな合併症を発症することから、糖尿病内科や整形外科、リハビリテーション部など、他科の先生方と協力して治療に当たっています。そうした共同研究の中から生まれたのが、今回紹介する「**肝炎体操**」です。

近年急速に増えている肝臓疾患《しっかん》の一つに脂肪肝があります。残念ながら、現在、脂肪肝を治すための薬はなく、食事療法と運動療法が主な治療となっています。**肝炎体操は、脂肪肝を改善するための運動療法として、国際医療研究センター肝炎・免疫研究センター、久留米大学医学部の整形外科やリハビリテーション部と共同で開発した体操で、脂肪肝の改善効果が報告されている運動療法の中から体操を厳選し、誰でもどこでも行える運動プログラムとして考案されました。**

肝炎体操は、特別な器具や場所を必要とせず簡単に行える体操でありながら、

脂肪肝の改善に効果が期待できます。肝炎体操にどのような効果があるかを実際に調べたところ、**たった10分の体操を1回行っただけで筋肉からマイオカイン（左上の解説を参照）が分泌《ぶんぴつ》され、中でもフラクタルカインという物質が増加することがわかりました。**マイオカインは脂肪の分解や糖代謝の改善にかかわるホルモンですが、その中でも**フラクタルカインは肝がん細胞の増殖抑制効果があると報告されています。**さらに、肝炎体操を続けた患者さんの中には、**肝臓の硬さ（線維化）を表すＦＩＢ-４ｉｎｄｅｘ《フィブフォーインデックス》という検査値が危険値から正常値に戻ったという人もいます。**

また、肝炎体操は全身の筋力や筋肉量を維持・増加させるので、**高齢者の身体機能低下**（フレイル）**やサルコペニア（筋肉量の減少や筋力の低下）**を予防する効果も期待できます。サルコペニアがあると、肝硬変が軽度でも予後が不良になるといわれています。肝臓の健康のために、ふだんから肝炎体操で筋肉を強化しておくことが大切です。

（川口 巧）

マイオカインが上昇

マイオカインは、筋細胞から分泌される約30種類のホルモンで、以下のような働きがある。中でもフラクタルカインは、肝がん細胞の増殖抑制効果があると報告されている。

●マイオカインの働き

- **脂肪組織**→脂肪分解
- **肝臓**→糖代謝改善
- **血管壁**→動脈硬化予防
- **脳**→認知機能改善
- **がん細胞**→増殖抑制効果

肝炎体操は背中・太もも・ふくらはぎなどを鍛えて肝臓の脂肪を減らす6つの体操で高齢者でもらくに行える

「肝炎体操」には肝炎という病名がついていますが、肝炎の人限定の体操というわけではありません。さまざまな肝臓病の予防・改善に役立つように開発された運動プログラムであり、運動習慣のない人や筋力が低下した高齢者でも、無理なく全身の主要な筋肉を鍛え、代謝を高めて脂肪を減らすことが期待できます。中性脂肪値が高い、肝機能の検査値が気になるという人は、ぜひ試してみてください。

肝炎体操は、「ウォーミングアップ」「4つの運動」「ストレッチ」の3つの要素で構成されています。具体的に行う内容は次のとおりです。

❶ウォーミングアップ　「その場で足踏み」（20回）
❷運動1　「おじぎ体操」（10回）
❸運動2　「タオル体操」（10回）

❹運動3　「スクワット」（10回）

❺運動4　「爪先立ち」（10回）

❻ストレッチ　「ふくらはぎ伸ばし」（片足20秒ずつ）

❶の「その場で足踏み」は、❷～❺のメインの運動を行うためのウォーミングアップです。ケガ予防のためにしっかり行いましょう。❷の「おじぎ体操」は背中の筋肉を鍛える運動、❸の「タオル体操」は背中や肩甲骨周辺の筋肉の強化とストレッチ、❹の「スクワット」は太ももとお尻《しり》の筋肉の強化、❺の「爪先立ち」はひざから下の筋肉の強化に役立ちます。そして最後に❻の「ふくらはぎ伸ばし」で足のストレッチを行ってクーリングダウンします。

なお、体操を続けても体重が減らないからといって運動を途中であきらめないでください。実は、**運動療法で脂肪肝が改善した人の約半数は、体重減少を伴っていません。つまり、やせなくても脂肪肝には効いているのです。**少しずつでも毎日続けることが脂肪肝の改善につながります。

（川口　巧）

肝炎体操のさまざまな利点

●マイオカインが上昇することで…
・ALTの低下など肝機能改善
・肝臓の脂肪を減らし脂肪肝を改善
・肝臓の線維化や肝臓がんの抑制
・糖尿病やインスリン抵抗性の改善
●身体機能低下
（サルコペニアやフレイル）の予防
●たった1回の体操でもマイオカインが上昇
●誰でもどこでも簡単に行える

肝炎体操① ウォーミングアップ

その場で足踏み

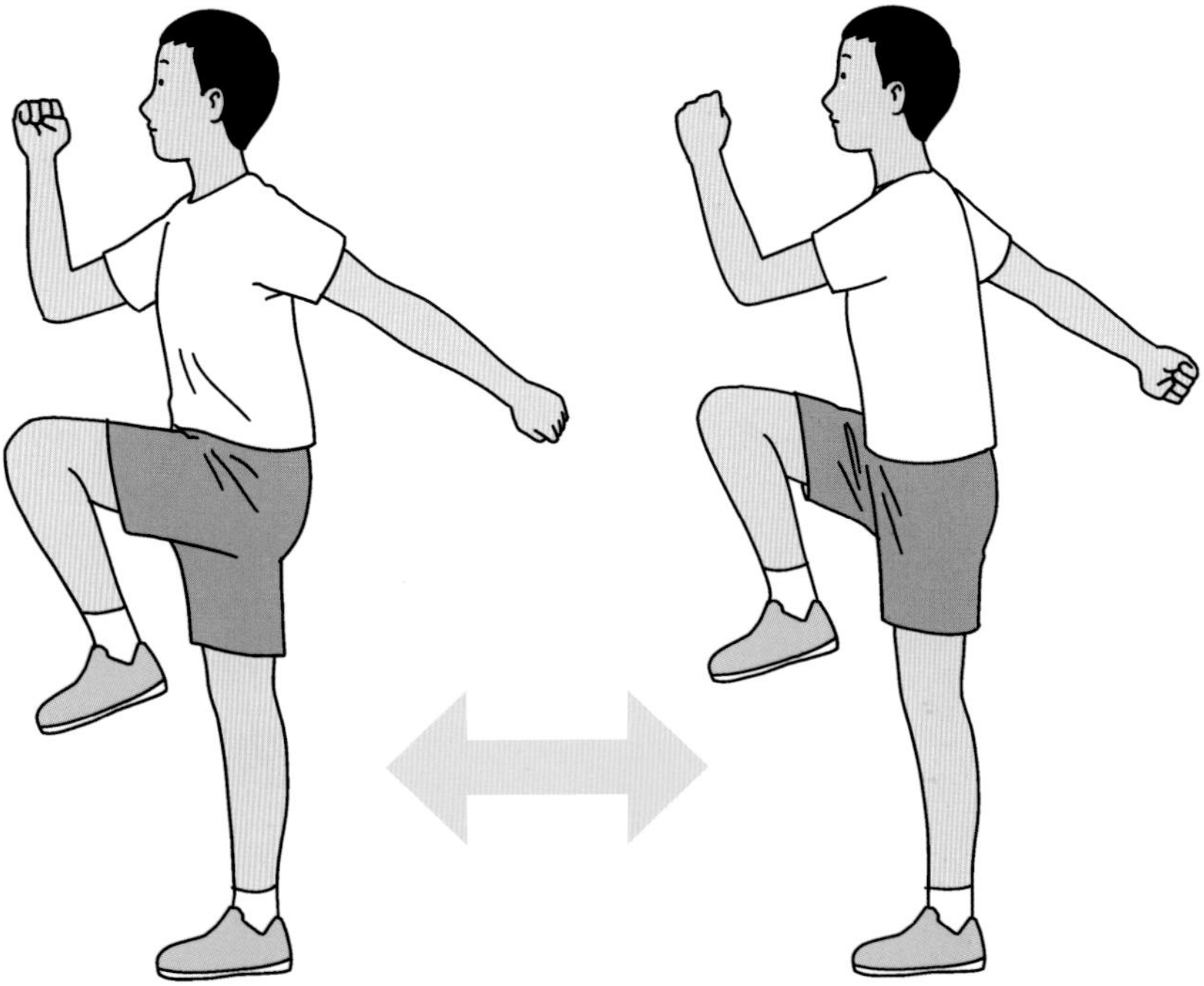

❶ 背すじを伸ばして立ち、右太ももを高く上げ、左手を前に高く振り上げる。

❷ 次に、左太ももを高く上げ、右手を前に高く振り上げる。❶❷をリズミカルに20回くり返す。

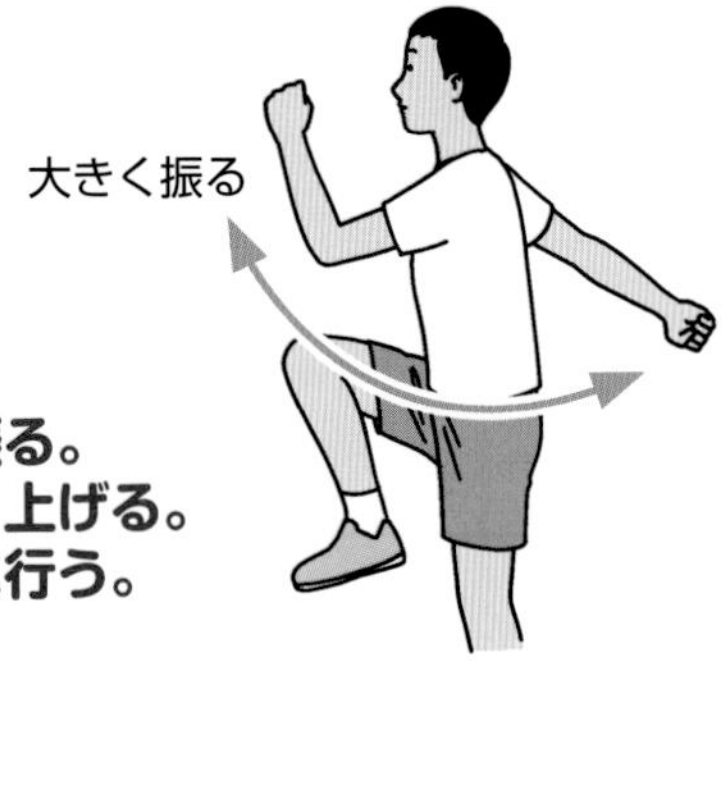

❶～❷で1回

20回くり返す

ポイント
- **腕を大きく振る。**
- **太ももを高く上げる。**
- **リズミカルに行う。**

肝炎体操② 運動1

おじぎ体操

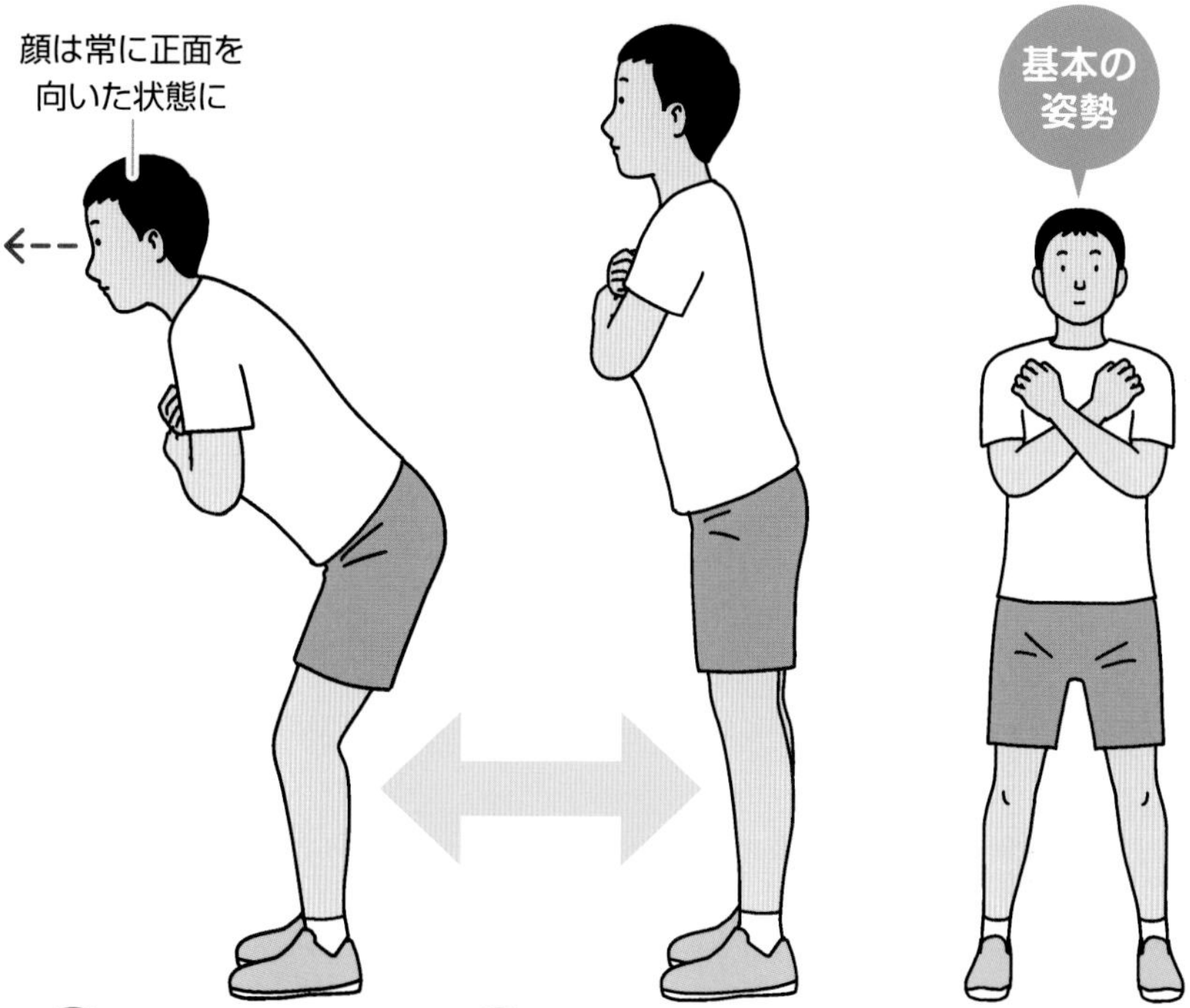
顔は常に正面を
向いた状態に
基本の
姿勢

❷ 顔を正面に向けたまま、おじぎをするように腰を曲げて上体を前に倒し、❶の状態に戻る。

❶ 両腕をクロスした状態で、腰を曲げて上体を前にゆっくり倒していく。

両足を肩幅程度に開いて立ち、胸の前で両腕をクロスさせ、背すじを伸ばして立つ。

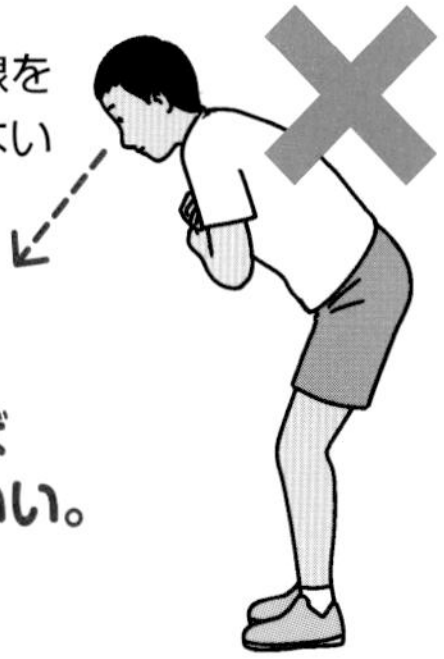
視線を
落とさない

①~②で1回
10回くり返す

ポイント
- 顔は常に正面を向く。
- ねこ背にならない。
- 腰を曲げるのがつらければ軽いおじぎ程度の角度でいい。

肝炎体操③ 運動2

タオル体操

注意 腕が上がらない人はこの運動はパスしてもいい。

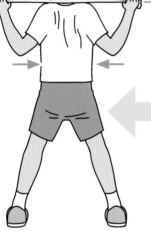

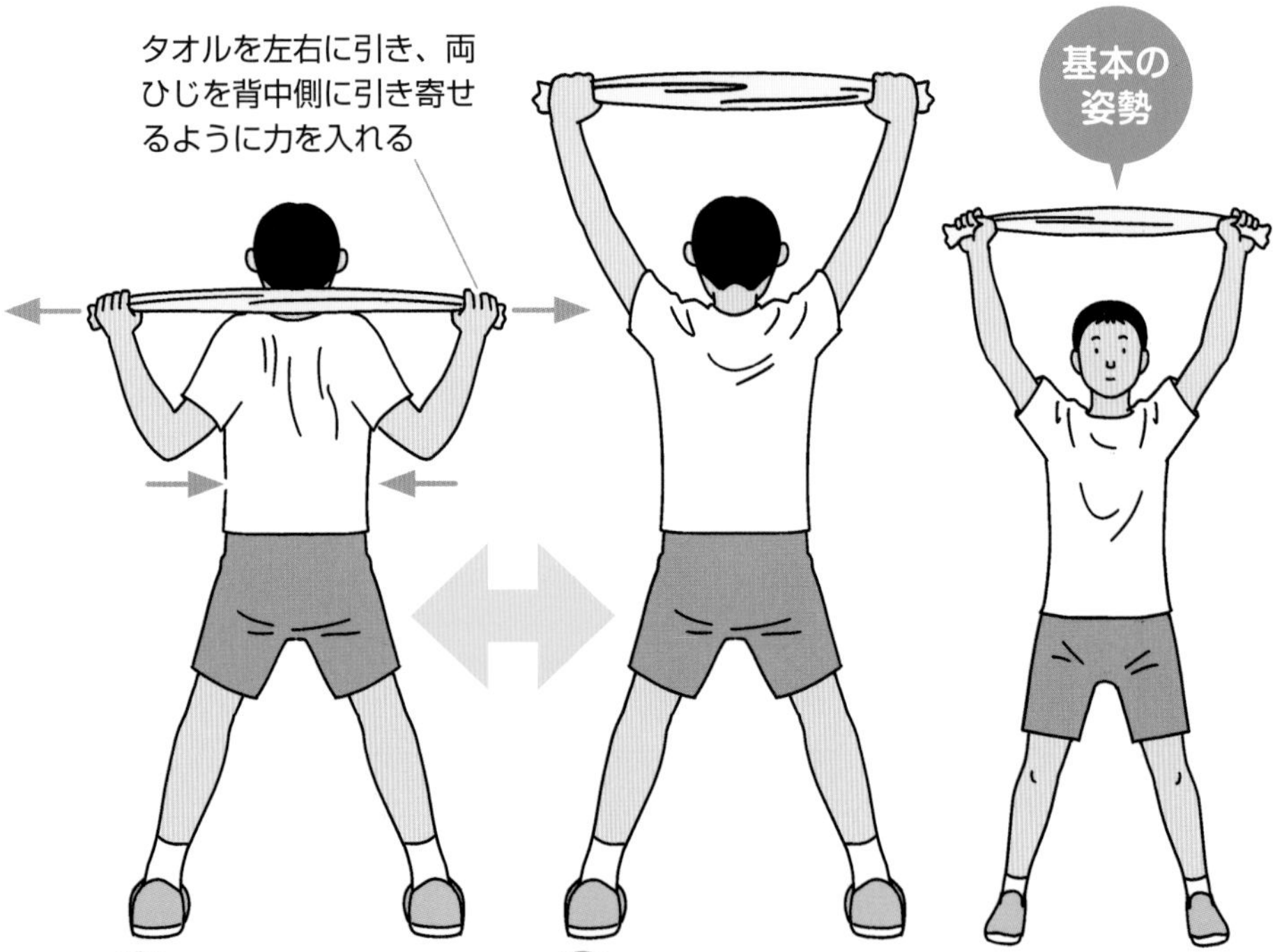

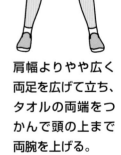

タオルを左右に引き、両ひじを背中側に引き寄せるように力を入れる

❷ タオルが頭の後ろ側を通るように肩の高さまで下げてから、再び❶の状態に戻す。

❶ タオルの両端をしっかり握って左右にピンと張る。この状態でタオルを水平にゆっくり下げていく。

肩幅よりやや広く両足を広げて立ち、タオルの両端をつかんで頭の上まで両腕を上げる。

❶〜❷で1回
10回くり返す

ポイント
・肩甲骨を背骨側に引き寄せる感覚で行う。
・腕が上がらない場合は無理をしない。

肝炎体操④ 運動3

スクワット

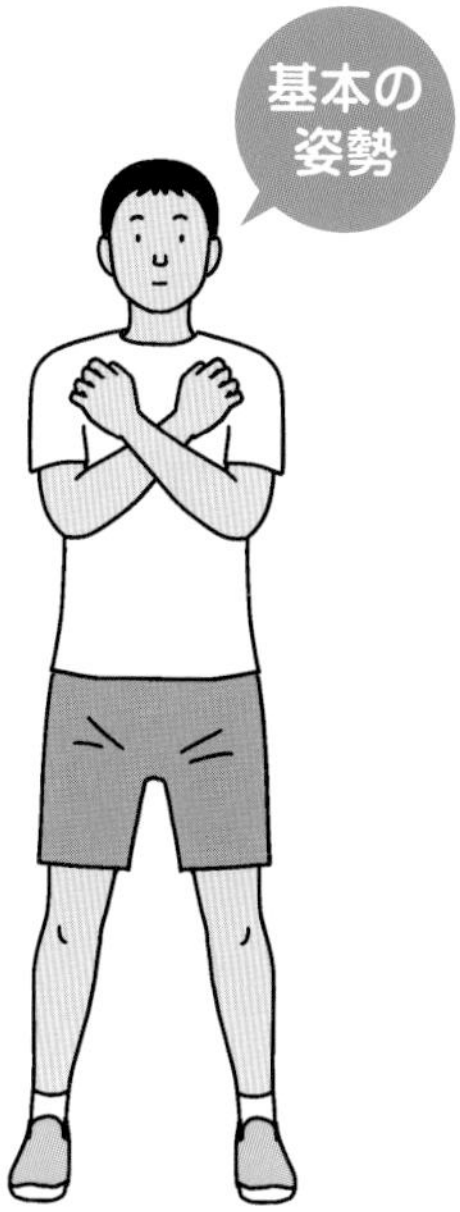
基本の
姿勢

両足を肩幅程度に開いて立ち、胸の前で両腕をクロスさせ、背すじを伸ばして立つ。

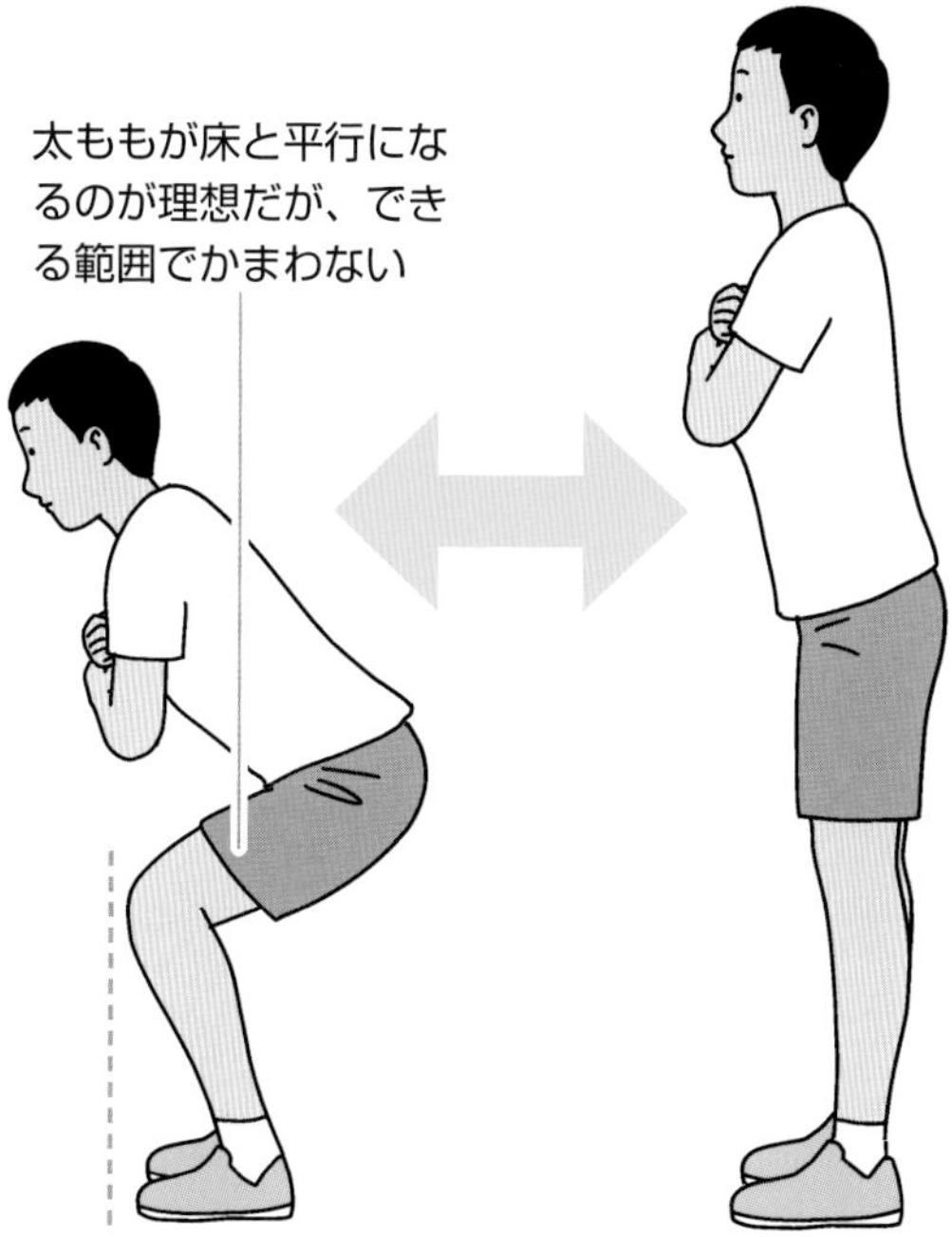
太ももが床と平行になるのが理想だが、できる範囲でかまわない

❶ 腕をクロスした状態で前を向き、ひざを曲げてゆっくりお尻を下げていく。

❷ ひざが爪先よりも前に出ないように注意しながら、お尻を突き出すように腰を落とし、❶に戻る。

❶～❷で1回
10回くり返す

ポイント
- **ひざが内側に入るとひざ痛の原因になるので注意。**
- **イスに座って立ち上がる運動でもOK。**

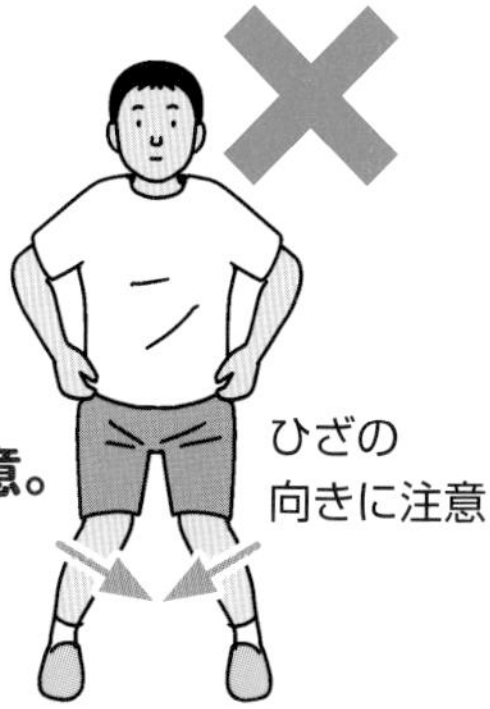
ひざの
向きに注意

肝炎体操⑤ 運動4

爪先立ち

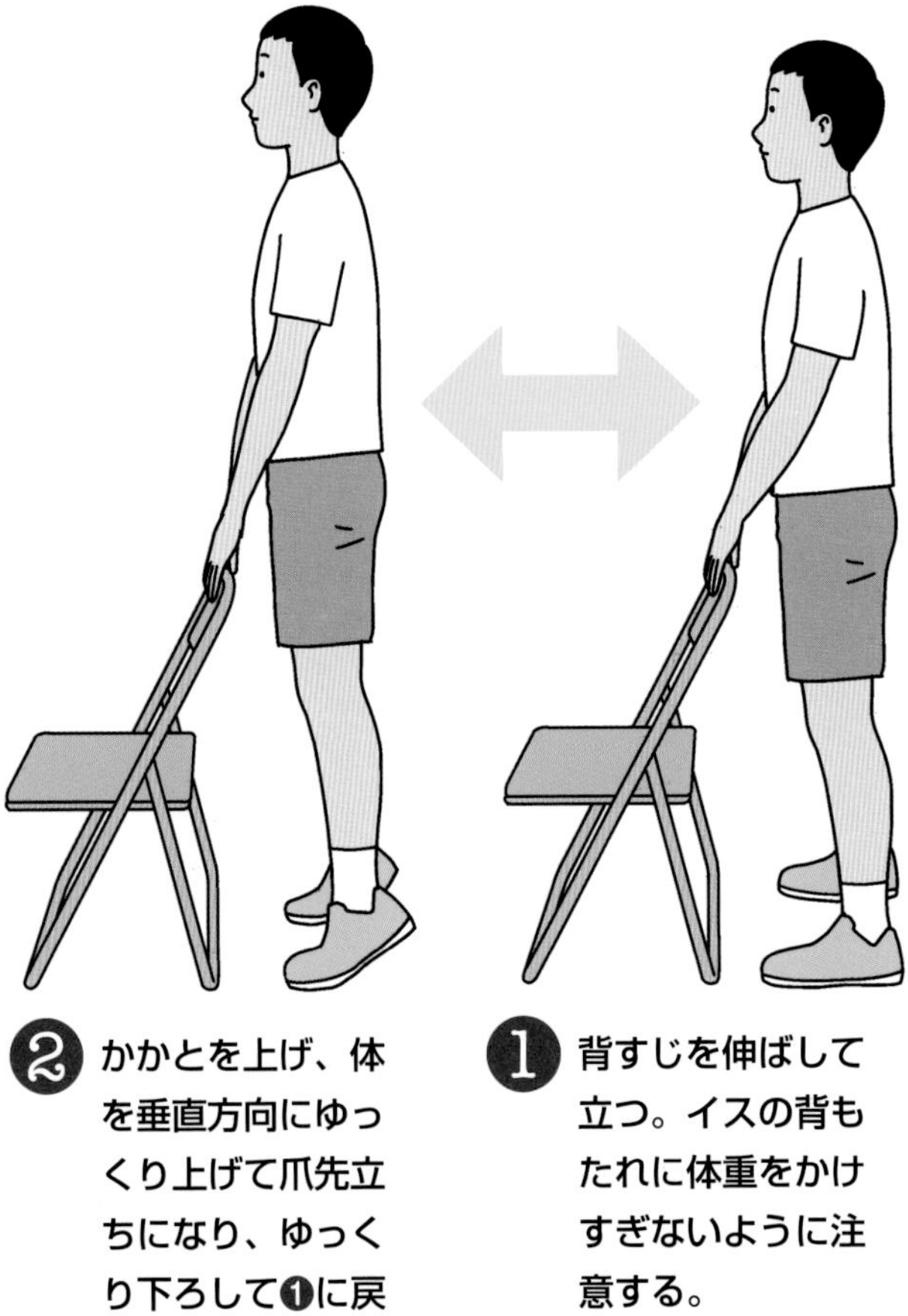

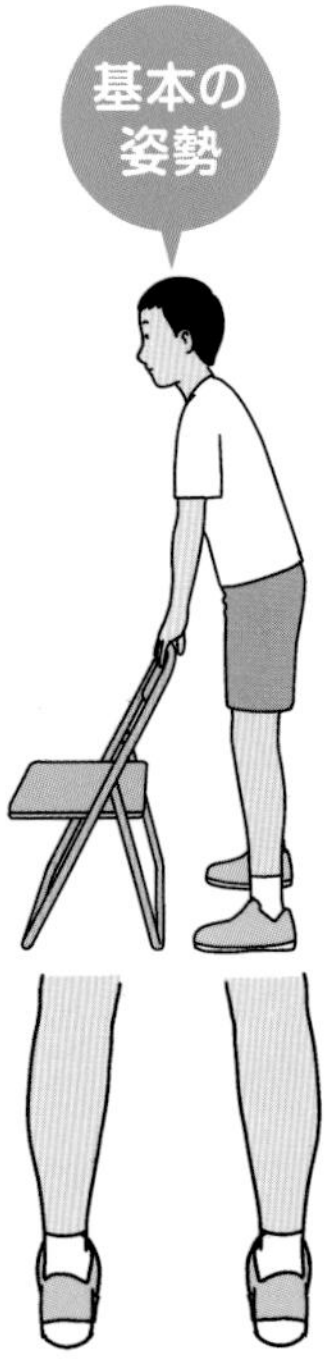

イスの背もたれに両手を置いて体を支え、両足を肩幅に開いて立つ。

❶ 背すじを伸ばして立つ。イスの背もたれに体重をかけすぎないように注意する。

❷ かかとを上げ、体を垂直方向にゆっくり上げて爪先立ちになり、ゆっくり下ろして❶に戻る。

①～②で1回
10回くり返す

ポイント
・足首が外側に向くと捻挫の原因になるので注意。
・壁に手をついて行ってもいい。

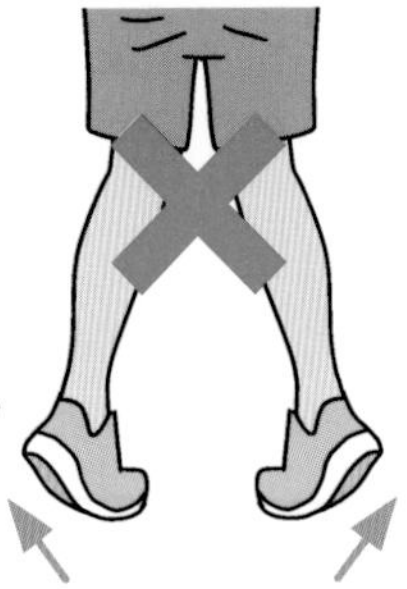

肝炎体操⑥ ストレッチ

ふくらはぎ伸ばし

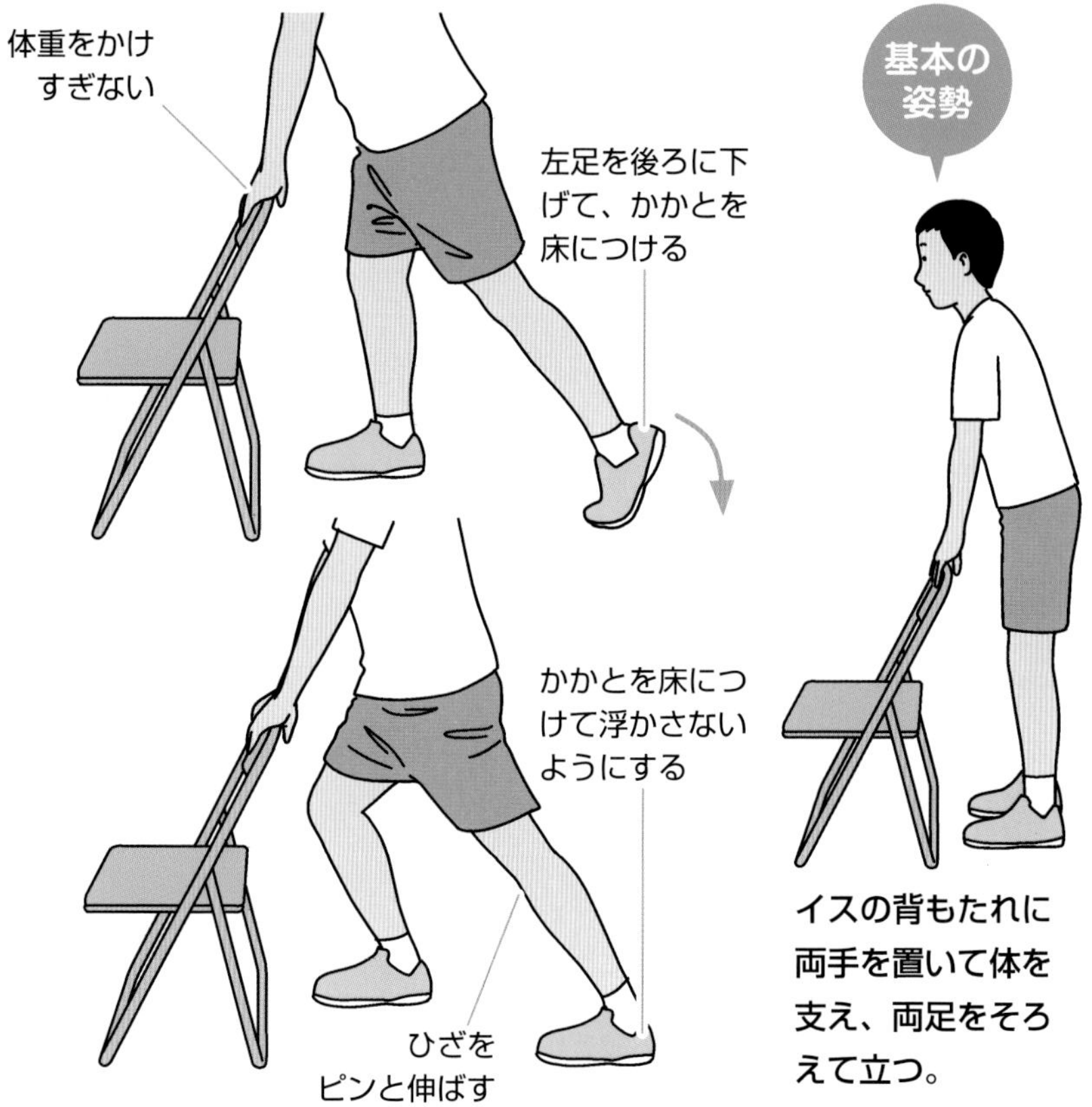
体重をかけすぎない
左足を後ろに下げて、かかとを床につける
基本の姿勢
かかとを床につけて浮かさないようにする
ひざをピンと伸ばす

イスの背もたれに両手を置いて体を支え、両足をそろえて立つ。

1 左足を後ろに下げて、ゆっくりとかかとを床につける。

2 ひざをピンと伸ばし、ふくらはぎが伸びるのを感じながら、20秒間キープする。右足でも同様に行う。

左足・右足
それぞれ20秒間ストレッチする

ポイント
- **ひざを伸ばすときは反動をつけないようにする。**
- **かかとが浮かないように注意する。**

肝炎体操を1回やっただけでがん抑制ホルモンの値が増加し、71歳女性は肝線維化が改善しASTも肝脂肪スコアも低下

肝炎体操は1回10分ほどの簡単な体操ですが、マイオカインに対する効果はすぐに現れます。

運動習慣のない男性被検者7人に肝炎体操を実践してもらった試験では、**10分間の体操をたった1回行っただけで、肝がん細胞の増殖を抑制する働きがあるフラクタルカインの値が全例で増加していました**（左のグラフ参照）。

肝炎体操は高齢者でも行える簡単で安全な運動です。その症例として、田中恵子《たなかけいこ》さん（仮名・71歳）のケースを紹介しましょう。田中さんは、以前から高血圧と脂質異常症の治療を受けていましたが、定期的に卓球を行うほど元気でした。ところが69歳のときからひざ痛を患って卓球ができなくなり、それをきっかけにNAFLD《ナッフルディー》を発症。その管理のために

●被験者全員の肝がん抑制ホルモンが増加

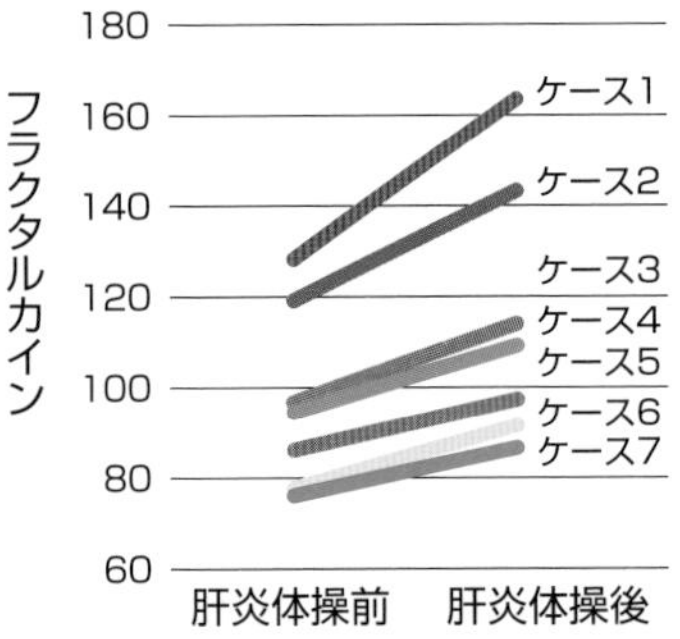

肝炎体操を1回行った全員のフラクタルカイン（肝がん細胞の増殖抑制ホルモン）が増加した。

●FIB-4 indexが正常化

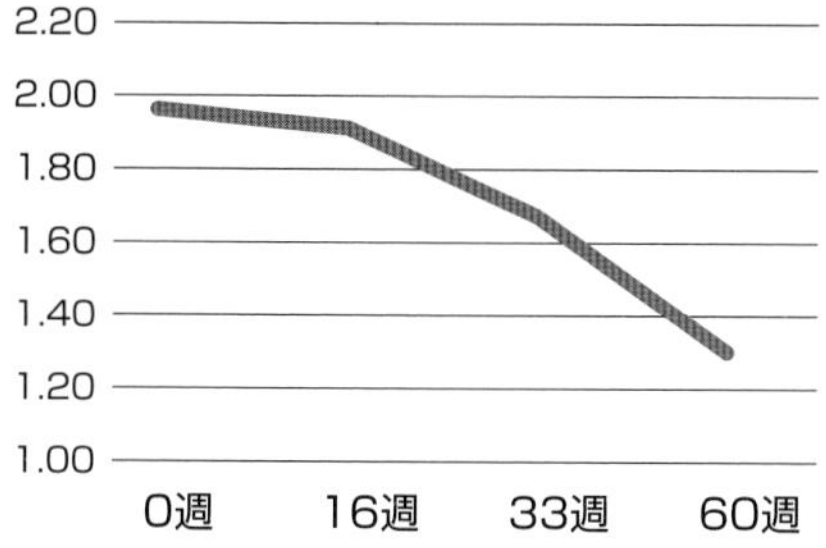

●ASTが正常化

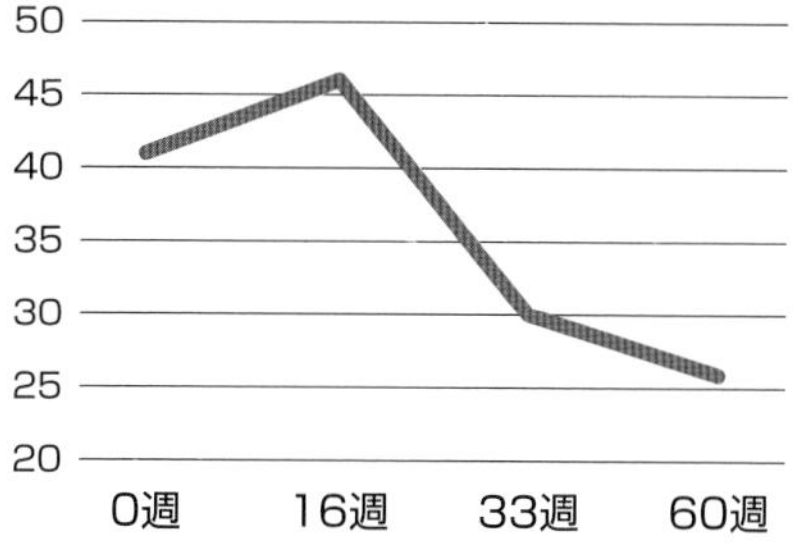

●肝脂肪スコアが急減

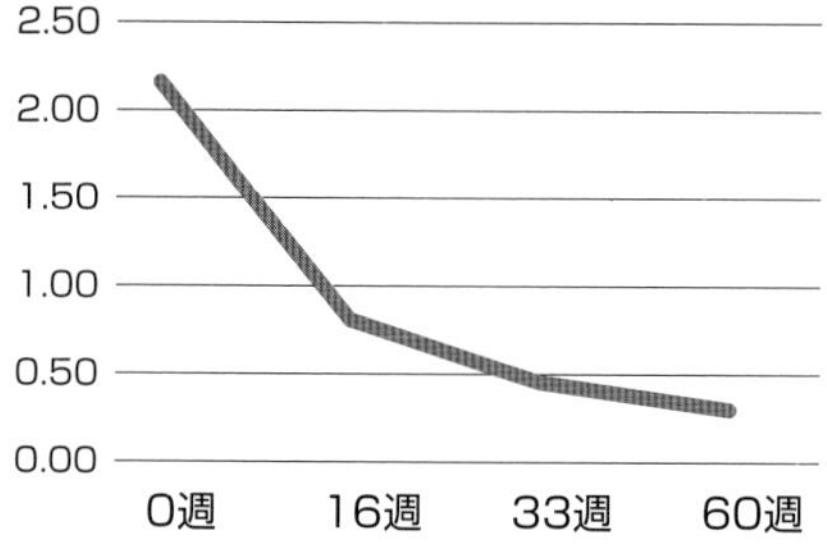

肝炎体操を始めてから60週間の肝機能値の変化。肝臓の線維化の指標であるFIB-4 index（左上）も肝臓のダメージを表すAST（上）も正常値まで低下。脂肪肝の指標である肝脂肪スコア（NAFLD-LFS：左）も大幅に低下している。

久留米大学病院に紹介されました。

検査の結果、肝臓の硬さの指標であるFIB-4index《フィブフォーインデックス》の肝線維化ステージはF2と高めで、肝臓のダメージを表すASTも脂肪肝の状態を表すNAFLD-LFS（肝脂肪スコア）もかなり高い状態でした。そこで、肝炎体操を1日1回10分間行ってもらいました。

すると、60週後にはFIB-4indexもASTもすっかり正常化し、肝脂肪スコアも顕著に減少して脂肪肝が改善。また、体重は16週後に3・7kg、60週後には5・5kg減るとともに、インスリン抵抗指数（HOMA-R）も大幅に低下しました。（川口 巧）

便秘は肝臓を弱らせる大敵で腸内細菌を味方につける「肝機能アップ腸活」で解消し肝機能も活性化

便秘になると、腸内の悪玉菌が産生する毒素が腸壁から血液中に侵入し、門脈を通って肝臓に直接送られます。肝臓はその毒素をきれいにしてくれるのですが、便秘で常に毒素が送られつづけると肝臓は大きなダメージを受けて機能が低下してしまいます。**肝機能のパフォーマンスを高めるには、便秘を解消し、腸がいきいきと働くための「腸活」が必要です。**

実は、便秘を解消して肝機能をアップさせる**「肝機能アップ腸活」**にうってつけの食品があります。それは、１０３ページで「脂肪肝撃退おつまみ」として紹介した**「高カカオチョコ」**です。

高カカオチョコを食べると、腸内にフィーカリバクテリウムという善玉菌が増えることがわかっています（左ページの図参照）。この善玉菌は長寿の人の腸内細菌に多く、短鎖脂肪酸を大量に産生することで知られています。短鎖脂肪酸が増え

腸内環境を整える善玉菌を増やす方法

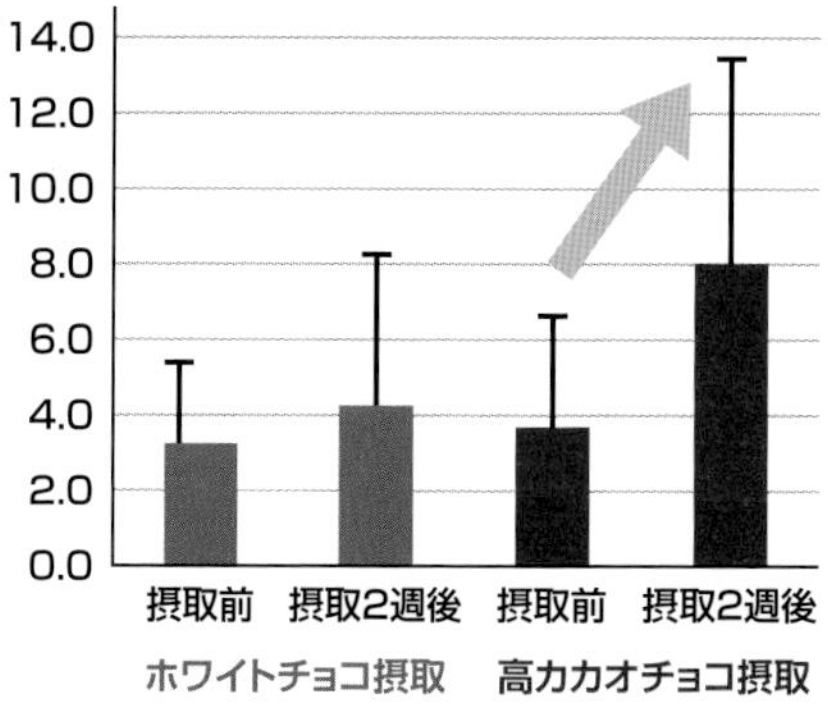

●高カカオチョコで善玉菌が増加

チョコレートの摂取と善玉菌の占有率を調べた研究。高カカオチョコレートを摂取したグループは、摂取開始から２週間で腸内フローラにおけるフィーカリバクテリウム属（善玉菌）の占有率が有意に上昇した。

帝京大学と明治による産学共同研究

●プロバイオティクス

腸内環境を整えるビフィズス菌や乳酸菌、酪酸菌をとること。

●プレバイオティクス

善玉菌のエサとなる食物繊維やオリゴ糖をとること。

ると腸内が弱酸性に保たれ、悪玉菌の増殖が抑えられて善玉菌優位の腸内環境に整えられるため、**腸の働きがよくなり便秘などのトラブルが一気に解消**するのです。

ビフィズス菌や乳酸菌などの善玉菌を腸に届けることを**プロバイオティクス**といいますが、その善玉菌の増殖に役立つ栄養を与えることを**プレバイオティクス**といいます。プレバイオティクスに役立つ食品としては、水溶性食物繊維の多いゴボウ、ブロッコリー、キノコ、豆類、オリゴ糖の多いタマネギ、アスパラ、ニンニクなどがあげられます。

おなかの不調や肝機能の低下に悩んでいる人は、こうした食品を積極的にとることをおすすめします。

（栗原 毅）

脂肪肝や高血糖が改善！「1口30回」や「飲み物チェンジ」など超ラクで効果が高い「肝臓の脂肪を落とす10のコツ」

肝臓の脂肪を落とすには、頑張りすぎず、継続できるやり方が肝心。その秘訣《ひけつ》は、ふだんの習慣を少しだけ変えることです。小さな習慣の積み重ねこそが、肝臓の脂肪を落とすための一番の近道なのです。ここで紹介するのは、きつい運動などではなく、大きなストレスのかからないちょっとしたコツ。それをまとめたのが、次に示す**「肝臓の脂肪を落とす10のコツ」**です。

❶箸を置いて1口30回噛《か》む…これはダイエットや健康のために実践している人も多いかと思いますが、脂肪肝の改善にも実に効果的です。1口ごとに箸を置いてゆっくり食べると、**食後の血糖値の上昇が緩やかになり**、ブドウ糖を中性脂肪に変換するインスリンの分泌《ぶんぴつ》が抑えられ、**肝臓に脂肪がたまるのを防いでくれます**。また、たくさん噛むことで満腹感が得られ、**一回の食事量が減少**して肥満の予防に役立ちます。

❷食事は朝：昼：晩を3：4：3の割合にする…脂肪肝の改善に食べすぎは禁物ですが、**食事は朝・昼・晩の3食をしっかりととる**ようにしてください。食事を抜いたり、食事の間隔を開けすぎたりすると、肝臓が脂肪をためこみやすくなります。また、**活動量の多い昼食を多めにとって朝・晩は少なめ**という配分がよく、朝：昼：晩の食事量は3：4：3のバランスでとるといいでしょう。

❸食器やカトラリーを小さくする…ご飯やおかずを盛る器を小さくするだけで、**少ない量でも満足感が得られ、食事量を減らせるという「錯覚」を利用した簡単なダイエット法**です。特に糖質の多いご飯の茶碗や、麺を盛る丼を小さくしましょう。また、スプーンも小さいサイズを使うと、少量ずつゆっくり食べるようになるのでおすすめです。

❹飲み物はジュースからお茶にチェンジ…仕事中や食後などにジュースを飲む習慣のある人が多いですが、**ジュースは甘いお菓子に匹敵するほど糖質があり、脂肪肝の大敵**です（81ﾍﾟｰｼﾞ参照）。ジュースをお茶などの糖質の少ないものにかえるだけで、驚くほど1日の糖質摂取量をカットできます。

❺「かん食（間食）」は「かむ食（噛む食）」に…三度の食事の量は少ないのになぜか太っていると不思議がる人がいますが、たいていの場合、間食や夜食、晩酌

のお酒のつまみに問題があります。間食の量が少なくても、回数が多かったり、糖質の多い食べ物だったりすると、みるみる太って脂肪肝を招きます。口寂しいときには甘いお菓子などではなく、**噛みごたえのあるものを食べる「かむ食」**をおすすめします。特に昆布はうまみ成分が多くて満足感を得やすく、食欲を抑える効果があるので噛む食にピッタリです。また、**唾《だ》液の分泌《ぶんぴつ》**を促すので歯周病予防にもなります。

❻とりあえずのつまみは刺身や唐揚げ…魚や肉、卵といったたんぱく質をとってから、お酒をゆっくり飲むようにしてください。具体的には、刺身や唐揚げ、卵焼きなどです。唐揚げは油が多くてよくないと思うかもしれませんが、消化がゆっくりと進むのでおすすめです。糖質の多いごはんや麺類をとると胃から小腸に移動するのに2時間ほどかかりますが、肉100㌘なら3時間程度といわれているので、アルコールの吸収を遅らせるのに役立ちます。

❼サワーは市販ではなく自分で作る…チューハイなどのサワーには、蒸留酒に果汁を加えて炭酸水で割ったものや、ソフトドリンクを加えたものなど、さまざまな種類があります。口当たりがいいので、ついたくさん飲んでしまうのですが、市販のものや居酒屋で提供されるサワーは、アルコール度数がかなり高い場合が

あるので注意が必要です。最近は、市販のサワーでも「ストロング系」と呼ばれる純アルコール量が7〜12%と度数の高いタイプがあるので、飲みすぎには気をつけてください。また、**市販のサワーには果汁やコーンシロップ、居酒屋の生ジュース割りなどには果糖が多く含まれ、糖質の過剰摂取になり脂肪肝を招きます**（81ﾍﾟｰｼﾞ参照）。サワーを飲むなら、自分で度数を調節しながら作ることで、アルコールのとりすぎを防ぐことができます（90ﾍﾟｰｼﾞ参照）。

❽迎え酒はやめる…二日酔いを紛らわすために迎え酒をする人がいますが、症状が軽くなったように感じるのは一時的で、その後でさらに症状が悪化するのでやめましょう。

❾歯磨き&舌磨きを行う…歯周病などの口腔《こうくう》トラブルは脂肪肝につながるので、口腔ケアをしっかり行いましょう（139ﾍﾟｰｼﾞ参照）。

❿肝機能の数値を記録する…体重を毎日量るというダイエット法がありますが、これと同様に、肝機能の検査値を常に気にすることで、ふだんの飲酒量を意識するようになり、節酒につながります。**健康診断の血液検査などで肝機能の数値がわかったら、忘れないように記録して前回の数値と比較します**。沈黙の臓器である肝臓の声をしっかりと聞くようにしましょう。

（栗原 毅）

肝臓への血流がグンとアップ！
疲れた肝臓が休まり肝機能の回復を促す
超簡単習慣「10分足上げ瞑想」

肝臓は血液タンクともいえる臓器で、肝臓に十分な血液が送り込まれないと、栄養の代謝や毒素の分解といった肝臓の機能が低下してしまいます。

肝臓の血流をよくする一番簡単な方法は、横になることです。**横になるだけで、肝臓への血流がおよそ30％もアップ**するのです。仕事中など横になれないときは、足を台などに乗せて上げておくだけでも血流がアップします。このときに、瞑想《めいそう》をすると効果がさらに高まります。これを10分程度行うといいでしょう。

また、肝臓を休めるには最低7時間の睡眠が必要なので、ふだんから睡眠時間をしっかりと確保するようにしてください。

（泉　並木）

10分足上げ瞑想

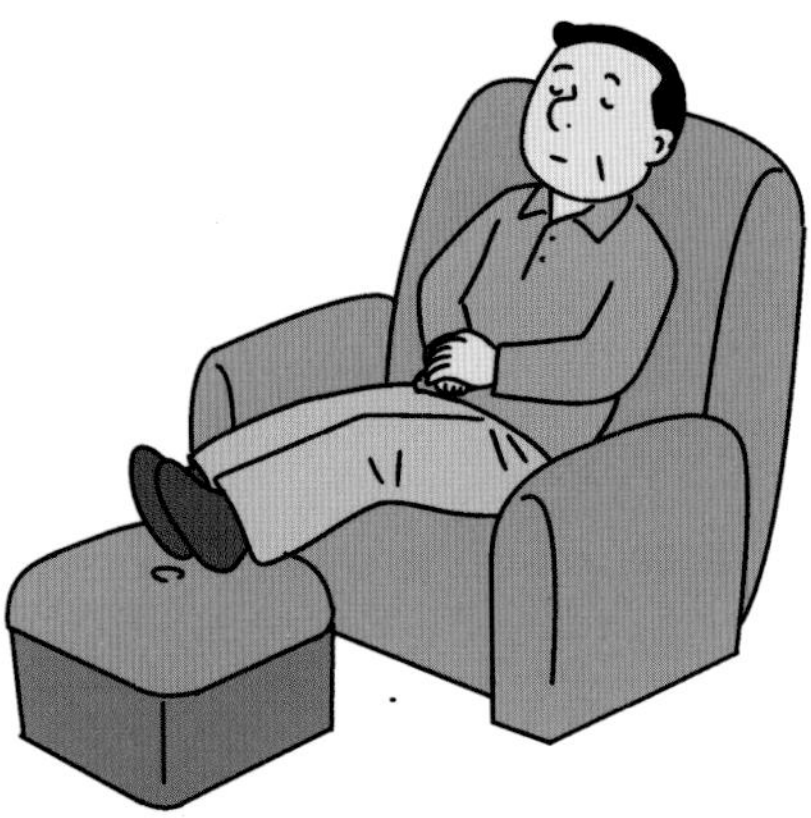

イスに座り、足を台などに乗せて瞑想する「10分足上げ瞑想」。特に肝臓に負担のかかる食後に行おう。

体重がらくに減って肝機能の数値も大幅に改善するチリツモ習慣「カロリーチェック生活」と「散歩前スクワット」

「塵《ちり》も積もれば山となる」といいますが、肝機能の改善には、どんな小さなことでもいいので、肝臓をいたわる習慣を根気よくコツコツと続ける「チリツモ習慣」が大切です。私が患者さんにアドバイスしているチリツモ習慣で効果を実感しているのでは、**「カロリーチェック生活」**と**「散歩前スクワット」**です。

カロリーチェック生活というのは、買い物などで成分表示をしっかり見るようにして、カロリーをチェックする習慣です。簡単ですが実に効果的で、意外なものにカロリーが多いことがわかって驚いたという患者さんがたくさんいます。同じような食品でも、カロリーは商品によって大きく異なります。少しでもカロリーの低いものにかえるだけでも、それが全商品、毎日のこととなると、1ヵ月間での摂取カロリーは大きく変わってくるのです。慣れてくると、いちいち成分表示をチェックしなくても大体のカロリーがわかるようになってきます。

散歩前スクワットのやり方

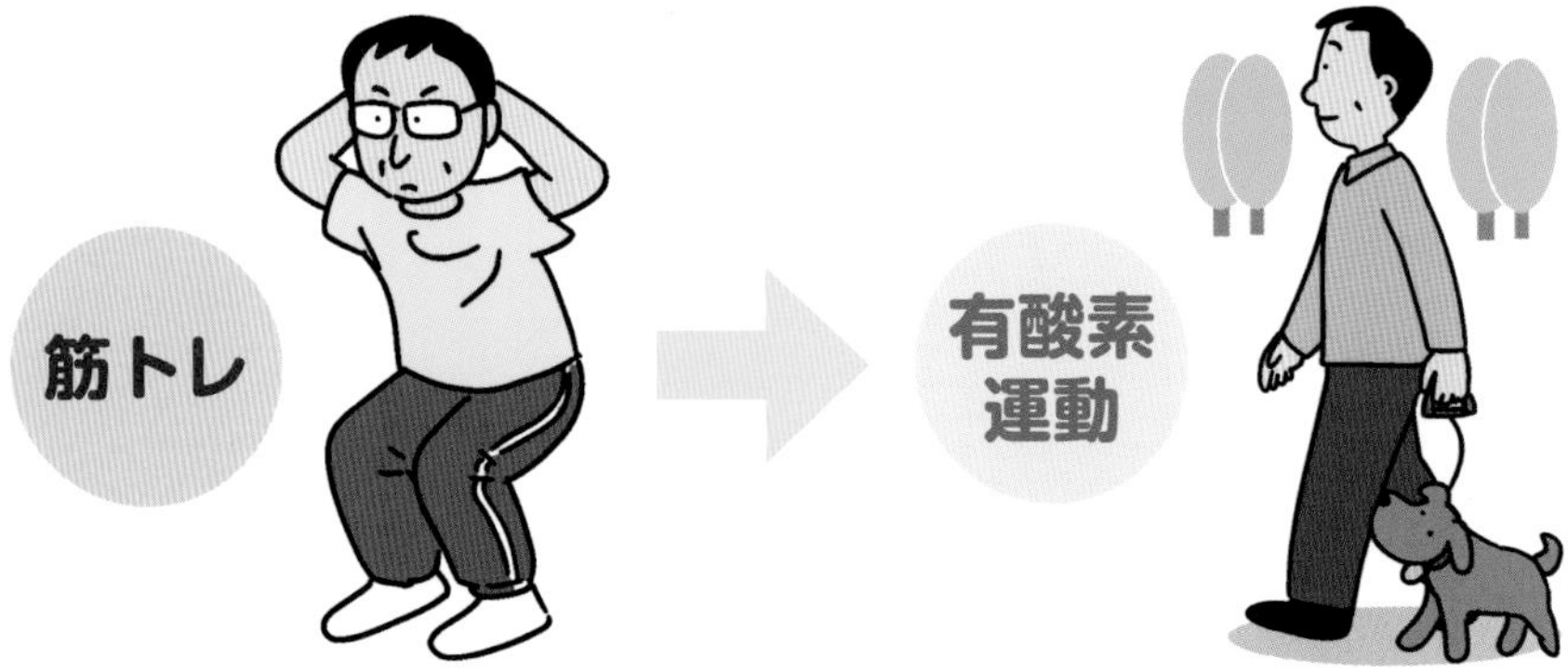

❶ スクワットで太ももの筋肉を鍛える

大きな筋肉である太ももを鍛えて脂肪を燃えやすくする。最初は５～10回から行い、慣れてきたら回数を増やす。

❷ 散歩などのウォーキングを行う

30分～１時間程度の有酸素運動を行う。犬の散歩などでもかまわない。速歩ならさらに効果的。

もう一つの散歩前スクワットも効果的です。中高年になると、次第に筋肉が落ちていきます。筋肉が減ると脂肪分解力が落ちるので、脂肪がどんどん増えて脂肪肝を招きやすくなります。こうした脂肪を燃やすには有酸素運動が一番ですが、実は、**有酸素運動を行う前に、大きな筋肉を動かして鍛えておくと、脂肪燃焼効果がグンと高まるのです。**

そこでおすすめしたいのが、スクワットを行ってから散歩をする散歩前スクワットです（やり方は上の図を参照）。スクワットは、人体の中でもとても大きな太ももの筋肉群を鍛える運動です。これを行った後で有酸素運動である散歩を行うと、脂肪がよく燃えるようになり、脂肪肝の改善・予防になるので、ぜひ試してみてください。

（泉 並木）

症例報告

散歩前スクワットを続けたら 体重が6kg減り 最大100まで増えたASTとALTが 3週間で20台に改善

「散歩前スクワット」を行って肝機能の検査値が改善した人はたくさんいます。私の外来を訪れた佐《さ》藤《とう》宗《むね》幸《ゆき》さん（仮名・58歳）もその一人です。

佐藤さんはお酒が大好きで、**ALT、ASTともに50～60U／Lと高く、最大で100U／Lまで上昇**することもありました。また、**γ《ガンマ》-GTPもほとんど100U／L以上**という状態でした。運動をしたいがジムに通うのもハードルが高いということなので、私は**節酒とともに散歩前スクワットをするようにすすめてみました**。佐藤さんの場合、最初はスクワット**5回**から始め、徐々に**10回**まで行えるようになったそうです。そして、だんだん歩くのが苦痛ではなくなり、趣味のゴルフでもスタスタと歩けるようになりました。また、夕食を1時間早め、7時間以上の睡眠を取るようにしたとのこと。すると、**約3週間でALTもASTも20U／L台になり、γ-GTPも30～40U／Lに低下。体重も1ヵ月で約2kg、1年で6kgも減らすことができました**。

（泉 並木）

症例報告

脂肪肝と診断されたが毎日食品表示を見る「カロリーチェック生活」を始めたら最大80あったγ-GTPが正常化し体重も5kg減

坂上雅子《さかがみまさこ》さん（仮名・60歳）は、健康診断で脂肪肝を指摘され、私の外来を訪れました。**ALT、ASTはともに50〜60U／Lで、γ《ガンマ》-GTPは70〜80U／L**。坂上さんは運動が苦手というので、私はとりあえず**「カロリーチェック生活」を習慣化するようにアドバイス**しました。

ジュースが大好きで毎日飲んでいるという坂上さんは、まずジュースのカロリーをチェック。すると、ごはん1杯分以上であることに驚き、低カロリーのものにかえました。また、今まで使っていたドレッシングも意外にカロリーが高いことに気づき、ノンオイルの低カロリータイプに変更。体にいいからと食べていたポテトサラダも糖質やカロリーが高いと思い、ビタミンの多い緑黄色野菜たっぷりのサラダにかえました。

すると、**1ヵ月で1kg減って手応えを感じた坂上さん。1日15〜30分の散歩も日課に加えたところ、3ヵ月後にはALT、ASTがそれぞれ20〜30U／L台、γ-GTPは10〜20U／Lまで下がり、さらに5kgの減量に成功しました。**

（泉　並木）

肝機能はほんのちょっと日常の運動を増やすだけでも高まり「家事1時間増やし」だけでもALTが30U／Lも低下

脂肪肝の改善には運動が有効ですが、毎日仕事で忙しく、運動の時間を取れないという人も多いでしょう。休日でも家事に追われて運動どころではないかもしれません。でも、安心してください。わざわざ運動の時間をとらなくても、家事自体が体脂肪を落とすための立派な運動になることがわかっています。

海外の研究によれば、**1週間に合計10METs《メッツ》以上の有酸素運動で肝機能が改善するとされています**。METsというのは、運動の強さを表す単位で、安静時を1とした場合に何倍のエネルギーを消費するかを示したものです。

大阪労災病院の研究（※）では、**1週間のトータルの運動量を1・5METs増やしただけでALTがなんと約30U／Lも低下することが判明**。掃除や皿洗い程度の家事でも2METs近い運動なので、**家事を週に1時間程度増やすだけで、肝機能の改善につながる**と報告しています。

（栗原 毅）

※Journal of Gastrointestinal Cancer Screening Vol.54（Suppl）, Sep. 2016 ほか

飲酒後の入浴は低血圧や脳貧血が多発し事故や溺死の危険もあり、温かめのシャワーですますのがベスト

入浴は血圧を乱高下させるため、飲酒後は注意が必要です。特に寒い時期は、脱衣所の気温が低いために、血管が収縮して**血圧が急上昇**します。また、熱いお湯につかると交感神経が刺激されて血圧が上がります。飲酒で血圧が低下しているときにこうした血圧の急上昇があると、**脳梗塞《こうそく》**を起こすことがあります。さらに、飲酒時は脱水状態になっている可能性もあるので、より危険です。

また、長時間入浴していると、血管が広がって**血圧が低下**します。アルコールで血管が拡張しているところにこうした作用が働くと、急激な低血圧に襲われます。血圧低下で脳貧血を起こせば、**転倒**したり浴槽内で**溺死**したりする可能性もあるので大変危険です。

飲酒後は、できるだけ風呂に入るのを控えるか、温かめのシャワーを浴びる程度にしておきましょう。

（栗原 毅）

歯周病は肝細胞の線維化や脂肪肝炎を進行させるため、歯石除去など「肝臓病予防口腔ケア」で防げ

歯周病は、細菌の感染による炎症が起こり、歯ぐき（歯肉）や歯を支える骨（歯槽骨）が溶けてしまう病気です。歯や歯ぐきの病気が肝臓病と関係しているというと驚くかもしれませんが、実は、歯周病は肝臓病だけでなく、糖尿病や心臓病にも関係しているといわれているのです。**歯周病の原因菌は、口腔《こうくう》から血液に入り込み、肝臓や心臓などの臓器へと達することがわかっており、広島大学の研究では、歯周病菌が肝線維化を進行させてNASH《ナッシュ》（非アルコール性脂肪肝炎）の重症化を招くと報告しています。**

また、歯周炎を起こすと、その病巣から炎症性サイトカインが産生され、これが血流を介して肝臓に到達して**肝臓の炎症**や**肝細胞の線維化**を招くとも考えられています。歯周病が気になる人は、できるだけ早く歯科を受診し、歯周病の有無を確認することをおすすめします。

肝臓病予防口腔ケア

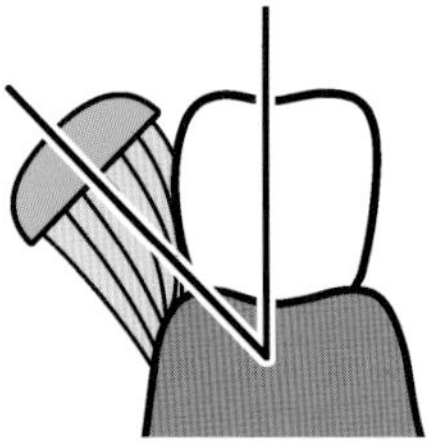

❶ 45度ブラッシング

歯と歯ぐきの間に45度の角度で歯ブラシを当てて磨く。

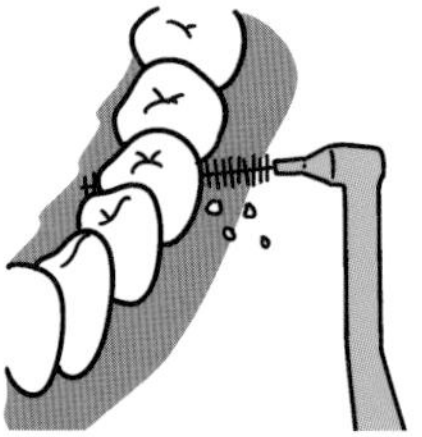

❷ 歯間掃除

専用の歯間ブラシやデンタルフロスで歯と歯の間の汚れを取る。

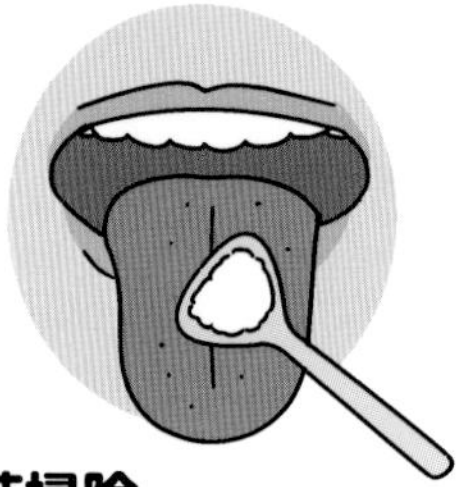

❸ 舌苔掃除

舌の表面に着く白い苔状の「舌苔」を専用のブラシでこすり取る。

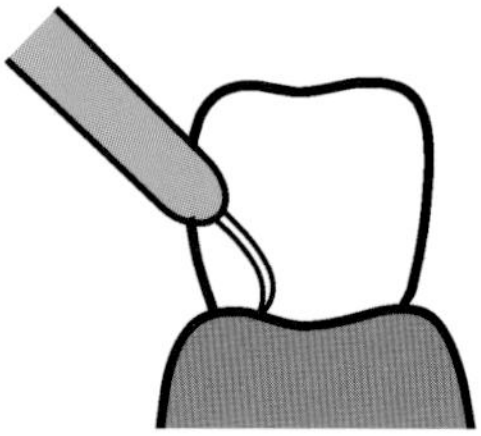

❹ 歯石クリーニング

半年に1回程度の頻度で、歯科で歯石クリーニングを行ってもらう。

歯周病の予防や悪化防止には、**❶45度ブラッシング**、**❷歯間掃除**、**❸舌苔《ぜったい》掃除**、**❹歯石クリーニング**の4つのポイントを押さえた**「肝臓病予防口腔ケア」**を行ってください。こうした口腔ケアを行うだけで、肝炎や肝線維化を退けることができます。

もし、節酒や食事の見直し、運動などの対策を行っても肝機能が改善しない場合には、歯科で歯周病をチェックをしてもらうといいでしょう。

（栗原 毅）

寝酒は睡眠の質を低下させるばかりか肝臓に負担をかける悪習で寝る4時間前には飲み終えよ

私たちは、睡眠中に「レム睡眠」と「ノンレム睡眠」を交互にくり返しています。眠りはじめは深い眠りのノンレム睡眠になり、しだいに覚醒《かくせい》した状態に近いレム睡眠が訪れ、再びノンレム睡眠に移ります。健康な人は睡眠中にこうしたサイクルをくり返していますが、寝酒をすると初めの寝つきはよくても、その後はどんどん眠りが浅くなり、サイクルが乱れて睡眠の質が落ちてしまいます。

また、**寝ぎわにお酒を飲みすぎると、睡眠中に肝臓が働きつづけて負担がかかります**。さらに、アルコールには利尿作用があるので、夜中におしっこで何度も起きる**夜間頻尿**や、早朝に尿意を催して覚醒し、そのまま眠れなくなる**早朝覚醒**に悩まされることになります。

こうした悪影響をさけるために、**夜の飲酒はできるだけ就寝の4時間前までにすませるようにしましょう**。

（栗原　毅）

解説者紹介（掲載順）

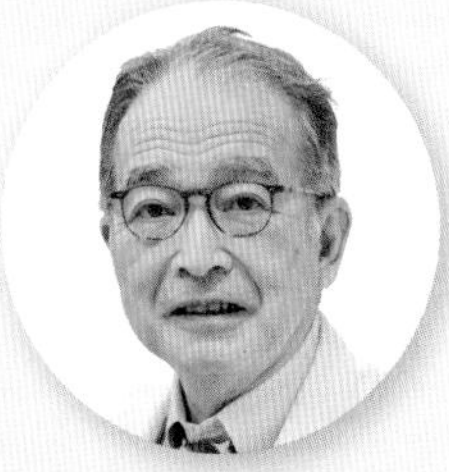

慶應義塾大学名誉教授
エムオーエー
高輪クリニック院長

加《か》藤《とう》眞《しん》三《ぞう》

1980年、慶應義塾大学医学部卒業。1985年、同大学院医学研究科修了。米国ニューヨーク市立大学マウントサイナイ医学部内科Research fellow、慶應義塾大学医学部消化器内科助手、都立広尾病院内科医長・内視鏡科科長、慶應義塾大学医学部消化器内科専任講師を経て、2005年に慶應義塾大学看護医療学部教授に就任。2021年より上智大学グリーフケア研究所客員所員、エムオーエー高輪クリニック院長。主な専門領域は内科学、消化器内科学、肝臓病学、アルコール性臓器障害。1992年から「肝臓病教室」を開くなど、患者さん目線に立った医療への道を模索し、社会や市民への発信にも力を入れている。日本内科学会、日本消化器病学会、日本肝臓学会などに所属。『患者の生き方 よりよい医療と人生の「患者学」のすすめ』『患者の力 患者学で見つけた医療の新しい姿』（春秋社）、『脂肪肝・NASH・アルコール性肝炎の安心ごはん』『慢性肝炎・肝硬変の安心ごはん』（女子栄養大出版部）など著書・監修書多数。

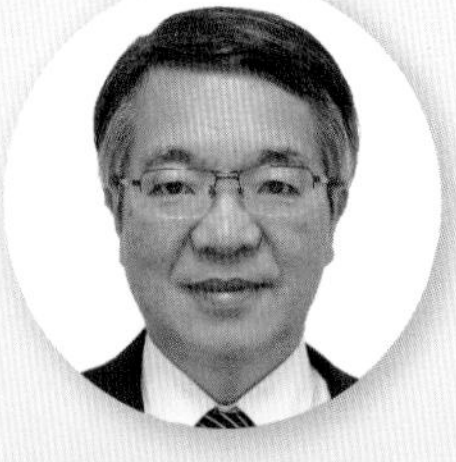

武蔵野赤十字病院院長

泉《いずみ》 並《なみ》木《き》

1978年、東京医科歯科大学医学部卒業。1978年に東京医科歯科大学第二内科入局、1986年に武蔵野赤十字病院内科副部長、2001年に同消化器科部長、2004年に近畿大学医学部客員教授（併任）、2006年に東京医科歯科大学臨床教授（併任）、2008年に武蔵野赤十字病院副院長を経て、2016年より現職。専門は消化器内科全般で、特にB型・C型肝炎や肝臓がんの診断と治療。日本消化器病学会消化器病専門医、日本内科学会内科指導医、日本肝臓学会肝臓指導医、日本消化器内視鏡学会消化器内視鏡指導医、日本医師会認定産業医。日本消化器病学会評議員、日本肝臓学会名誉会員、日本消化器内視鏡学会評議員、日本肝癌研究会肝内胆管癌診療ガイドライン作成委員会委員。『肝炎のすべてがわかる本　C型肝炎・B型肝炎・NASHの最新治療』（講談社）、『肝疾患診療に役立つ 肝線維化評価テキスト』（文光堂）、『大丈夫! 何とかなります 肝機能は改善できる』『肝臓病 ウイルス性肝炎・肝臓がん・脂肪肝・肝硬変』『肝臓にホントにいいこと帳』（主婦の友社）など著書・監修書多数。

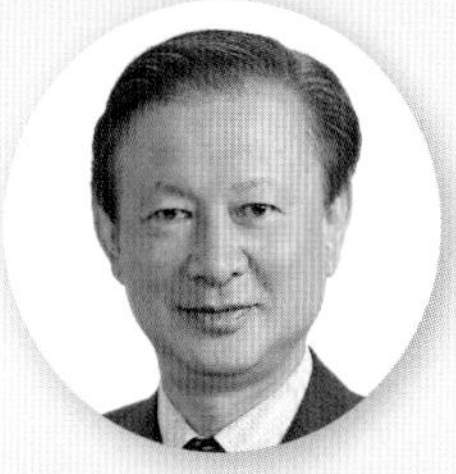

元東京女子医科大学教授
栗原クリニック
東京・日本橋院長
栗原《くりはら》 毅《たけし》

1978年、北里大学医学部卒業。同年、東京女子医科大学消化器病センター内科入局、1997年に東京女子医科大学青山病院・同成人医学センター助教授、2004年、中国中医研究院客員教授、2005年に東京女子医科大学教授、東京女子医科大学特定関連診療所・戸塚ロイヤルクリニック所長、2007年に慶應義塾大学大学院教授を経て、2008年に生活習慣病の予防や治療を目的とした「栗原クリニック東京・日本橋院」を開院し、現職。日本肝臓学会専門医、日本内科学会認定医、日本未病システム学会認定医。日本血流血管学会理事、日本抗加齢医学会評議員など所属学会多数。『脂肪肝の人のための食品成分BOOK 一番かんたん!即改善!』『眠れなくなるほど面白い 図解 肝臓の話』(日本文芸社)、『図解で改善! ズボラでもラクラク!1週間で脂肪肝はスッキリよくなる』(三笠書房)、『高カカオチョコのすごい健康長寿力 高血圧、糖尿病、コレステロール値異常、がん、認知症、免疫力、ストレスまで効く!』(主婦の友社)、『女性こそ危ない! 女性の「脂肪肝」がみるみる改善する方法』(PHP研究所)など著書多数。

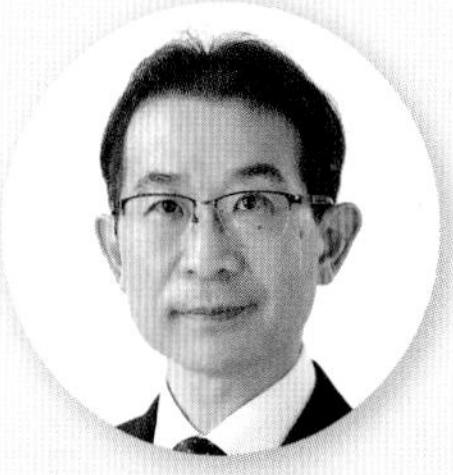

久留米大学医学部
内科学講座消化器内科部門
主任教授
川口《かわぐち》 巧《たくみ》

1995年、久留米大学医学部卒業。1999年に久留米大学大学院卒業後、米国テキサス大学サウスウエスタンメディカルセンター生化学教室リサーチフェロー、2002年に久留米大学医学部内科学第二講座助教、2007年に同大学医学部内科学講座消化器内科部門講師、2020年に同准教授を経て、2021年より現職。専門は脂肪肝、肝臓病の栄養療法・運動療法などで、肝炎体操考案者の一人。日本肝臓学会賞をはじめ多くの賞を受賞し、アジア太平洋肝臓学会／脂肪肝診療ガイドライン作成委員会や日本消化器病学会・日本肝臓学会合同／肝硬変診療ガイドライン作成委員会などの委員も務める。日本内科学会認定内科医、日本消化器病学会評議員・専門医、日本肝臓学会評議員・指導医・専門医、日本臨床栄養代謝学会評議員・専門医、日本病態栄養学会評議員、日本がん治療認定医機構がん治療認定医。The Global NASH Councilのメンバー。米国ABC News、NBC News、「あさイチ」(NHK)や「たけしの家庭の医学」(ABCテレビ)などメディアにも多数出演。

禁酒を頑張らなくても
肝機能がみるみる強まる食べ方飲み方大全

編 集 人　上野陽之介
編　　集　わかさ出版
編集協力　菅井之生
装　　丁　下村成子
D T P　カラーズ／小出大介、髙島直人
菅井編集事務所
本文デザイン　カラーズ／小出大介、髙島直人
菅井編集事務所
イラスト　前田達彦　Adobe Stock
写真協力　Adobe Stock
発 行 人　山本周嗣
発 行 所　株式会社文響社
ホームページ　https://bunkyosha.com
メール　info@bunkyosha.com
印刷・製本　株式会社光邦

本書は専門家の監修のもと安全性に配慮して編集していますが、本書の内容を実践して万が一体調が悪化する場合は、すぐに中止して医師にご相談ください。また、体調や疾患の状態には個人差があり、本書の内容がすべての人に当てはまるわけではないことをご承知おきのうえご覧ください。

本書の内容は発行日時点の情報に基づいています。